QUANDO LA MALATTIA CURA

RIFLESSIONI SULLA CURA
NEL TEMPO DELLA MALATTIA

DORIS BONETTI

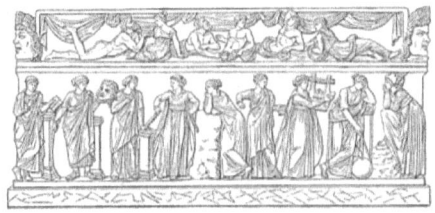

Aonia edizioni

*I diritti di autore saranno devoluti al
Gruppo Italiano Felicità e Salute Positiva*

© 2023 Aonia edizioni

Lulu Press
3101 Hillsborough St.,
Raleigh, NC 27607 | U.S.A.

ISBN: 978-1-4467-4462-8
www.aonia.weebly.com

Copertina e disegni nel volume realizzati da
Renzo Francabandera per il libro, 2022
Direttore editoriale: Leonardo Carriero

INDICE

COLLANA
SALUTE E MEDICINA

22

diretta da
Sergio Ardis
Segretario Nazionale
Gruppo Italiano Felicità e Salute Positiva

COMITATO SCIENTIFICO

Stefania Polvani
Presidente Nazionale
Società Italiana Medicina Narrativa

Veronica D'Elia
Infermiera

Filomena Lo Sasso
Già Presidente
Società Italiana per la Promozione della Salute

Ciro Basile Fasolo
Sessuologo

Carlo Mazzatenta
ASL Toscana Nord Ovest
Dermatologo

Nicola Nante
Università di Siena

Moreno Marcucci
ASL Toscana Nord Ovest
Esperto in comunicazione sanitaria

Rosaria Mastronardo
Gruppi di Auto-aiuto Pazienti Fibromialgici

QUANDO LA MALATTIA CURA

RIFLESSIONI SULLA CURA NEL TEMPO DELLA MALATTIA

DORIS BONETTI

A mia madre e mio padre

PRESENTAZIONE

Domande e risposte

«Sono le relazioni di cura con pazienti affetti da malattie incurabili o
da disabilità gravi e permanenti
a rivelarci che la cura
prima che essere una risposta è una domanda»

È in questa potente frase, ne sono convinta, l'essenza del libro di Doris.

Si trova già nella prima parte del libro, accende i riflettori sul tema della malattia, ovvero il perturbante della salute e della vita; sui temi delle relazioni e della cura; e perfino sul gioco delle domande e delle risposte, due parole assai ricorrenti nel testo.

La malattia, qui non solo disease ma soprattutto illness-vissuto-esperienza, è la tempesta che arriva nella vita e cambia le storie, impone di fermarsi e di lasciar calare il silenzio «un silenzio pieno di tutte le notti di cui non si può dire». Perché il corpo soffre e diventa dolore anche il parlare.

E allora è la scrittura che può soccorrere? Certamente la scrittura ci mette fermi, immobili, a contatto con la provvisorietà dell'esistenza, con la ricerca di senso della malattia che non comprendi e che non sai accogliere. Malattia che accade. Improvvisamente accade e ci rende indifesi e fragili.

La scrittura è per me l'abilità elettiva tra le abilità narrative, seguita a ruota dalle altre tre: parlare, ascoltare, leggere. Per la *medicina narrativa*, metodologia di intervento nella pratica clinica basata sulla comunicazione, e quindi sull'ascolto e sulla relazione, le storie sono orali o scritte. Ma è la storia scritta che affronta la difficoltà del foglio bianco, lotta con la consapevolezza del dolore e della ricerca della salute in ogni condizione, permette la rilettura, la condivisione, la ricerca di senso e perfino il ripensamento e la ri-trascrizione. Trova con il tempo giusto nuove parole; cerca nuove risposte a nuove domande. La scrittura, quindi, soccorre, cura, ed è necessaria per la cura. Ed è necessaria per le tante domande che possono comparire all'improvviso nelle nostre vite e quindi per cercare risposte, anche se si nascondono troppo bene allo sguardo.

È incredibile a quali domande trovano risposta le prossime, bellissime pagine: Cosa cura? Come si cura e ci si cura? Cos'è la cura?

Buona lettura!

Stefania Polvani
Presidente SIMeN Società Italiana di Medicina Narrativa

«E quanto più è insopportabile ciò che si patisce,
più profonda rinasce la speranza.
Forse per questo dobbiamo patire;
perché la speranza si riveli in tutta la sua profondità».
Maria Zambrano

I nostri qui

«Diverse cose non potranno tornare:
l'infanzia – certe speranze – i morti –
ma le gioie – come gli uomini – a volte partono –
e tuttavia perdurano –
Non rimpiangiamo viaggiatori, o marinai –
belle le loro rotte –
ma pensiamo a tutto quello che ci diranno
tornando qui –
"Qui?" Ci sono dei "qui" essenziali –
luoghi predestinati –
lo spirito non sta fermo –
egli stesso – anche in fondo al mare –
sua terra natale».
Emily Dickinson

Qui. Ancora malata. Di nuovo ferma.

Ritrovo cose scritte un anno fa, adesso che la malattia, nuovamente, mi restituisce il tempo per dedicarmi all'*inutile*.

Tornano a parlare da un altrove, un altro tempo, un altro noi per raccontare del mistero da cui provengono.

Nel silenzio tra un battito e l'altro, nei nostri qui *essenziali*, nel momento opportuno per ascoltarle.

Tra le crepe della malattia si insinua «un altro incommensurabile tempo» (Stoppa, 2021, p. 52), ci chiama, ne sentiamo la voce, si versa e sparge il suo profumo.

Era necessario si rompesse quest'anfora per scorgere il suo prezioso, umile, contenuto nascosto per accorgerci, con stupore, che è la malattia, in realtà, a prendersi cura di noi, lasciando filtrare attraverso le fenditure del nostro spaesamento la linfa vitale dell'essere qui, impermanenti.

E ci lasciamo portare dalla sua corrente abbandonando i nostri sentieri conosciuti, intraprendendo vie incerte per un viaggio di cui non conosciamo la meta, perché come scrive Cristina Campo «essa verrà da sé, quando il tempo sia maturo. La meta cammina al fianco del viaggiatore [...] o lo attende alle spalle» (Campo, 1987, p. 18).

Così la stessa scrittura si è lasciata condurre, senza un'idea preordinata, ma intravedendo la strada, passo dopo passo, anche a partire dalle direzioni date dagli accadimenti interiori ed esteriori, soprattutto quelli trascurabili, con i quali solitamente ci imbattiamo nella vita di tutti i giorni senza che essi lascino tracce dentro di noi.

Proprio da questi eventi, incontri, ricordi, sono nati i racconti compresi in questo scritto: frammenti di vita che la scrittura ricompone in forme impreviste capaci di creare nuovi rapporti tra le cose e di offrire inedite *visioni* sulla realtà.

E l'esperienza stessa della malattia che ci invita a situarci in un'altra prospettiva da cui guardare il mondo e, da questo punto di osservazione, ci rendiamo conto che ciò che è veramente importante nella nostra vita è sempre altro, un altro irrilevante e invisibile dal luogo da cui guardavamo prima, che ora, invece, ci appare, avvolto dal mistero del suo affacciarsi fugace, a indicarci nuovi orizzonti di ricerca e di apertura.

I racconti sono la guida e indicano la direzione di questa ricerca, da qui si sono dipanate le riflessioni successive che a loro volta hanno fatto balenare altre immagini, ricordi abbandonati, che hanno dato vita a nuovi racconti in un rimando ad altro, altri interrogativi, altre questioni.

Dare ospitalità a queste domande, accogliere anche quelle esperienze inesplicabili, indicibili, per le quali non abbiamo spiegazioni né parole per dire, dare loro credito, questo è il grande privilegio che ci è concesso dalla malattia, perché essa ci rivolge un appello pressante e urgente sul senso del nostro vivere qui, adesso.

Per tentare di intravedere il dinamismo incatturabile della vita, quel qualcosa «che è la più importante tra tutte le cose importanti, la sola che valga la pena di essere detta e proprio la sola che non si possa dire» (Jankelevitch, 2011, p. 10), le categorie tradizionali di pensiero sono insufficienti.

È necessario, pertanto, avvicinare altri linguaggi, altre forme di relazione con noi stessi e il mondo: vie, percorsi, pratiche di vita, umane possibilità del vivere che sono spesso considerate irrilevanti e marginali ai fini della conoscenza.

La conoscenza oggettivante, infatti, che si avvicina al mondo delle cose cercando di spiegarle e di comprenderle, non è in grado di dire qualcosa del mistero che sta al fondo di ogni esperienza umana e la alimenta.

Così, sono le parole di autori quali san Giovanni della Croce, Maria Zambrano, Vladimir Jankelevitch, Simone Weil e Cristina Campo, nuovamente ritrovate nel tempo fecondo della malattia, a condurci, nella seconda parte di questo scritto nel tentativo di attingere e dare voce all'indicibile che ci abita.

La struttura di questo libro può essere non immediatamente riconoscibile, bisogna andare in profondità per scorgere quei fili nascosti che legano tra loro i capitoli.

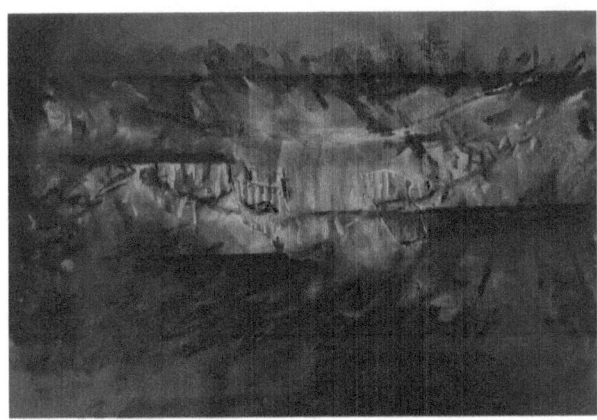

E, talvolta, è necessario perdersi per trovarli, lasciando che sia ciò che sembra oscuro a guidarci in un percorso che è situato fuori dai sentieri tracciati, per incontrare, forse, ciò che è sempre stato dentro di noi ma non avevamo visto.

«Là dove aveva scelto di perdersi all'inizio del pellegrinaggio. [...] Lo speco vicino alla sorgente, la grotta – là dove infanzia e morte, allacciate, si confidano il reciproco segreto» (Campo, 1987, pp. 17-18).

La speranza e la cura

«*Mio cavaliere azzurro, vorrei trovare un ponte attraverso il quale un'anima venisse alla mia anima, così, del tutto inaspettata. Un'anima che sia così sola è davvero qualcosa di terribile!!!*».

Else Lasker-Schüler

Voce di uno che grida nel deserto

«Quale dunque è la nuova missione di Don Chisciotte nel mondo attuale? Gridare, gridare nel deserto. Ma il deserto ascolta, anche quando gli uomini restano sordi, e un giorno si trasformerà in una selva sonora, e da questa voce solitaria che si va posando come un seme nel deserto, nascerà un giorno un cedro gigantesco che con le sue mille lingue canterà un Osanna eterno al Signore della vita e della morte» (De Unamuno, 2003, p. 84).

Era rotta in pezzi, non per gli effetti della malattia di cui soffriva, ma per le amare verità che durante quella lunga esperienza erano emerse. Vedeva chiaramente come le relazioni umane, eccetto rare eccezioni, fossero funzionali ai bisogni di ognuno.

Sguardi spenti, che non si accendono al sorriso, occhi abbassati, cammino frettoloso, nell'ansia di andare, di scappare da quella voce che ci chiama a guardare, solo per un attimo, l'altro.

Pochi erano quelli che si fermavano ad ascoltare e tentavano un salto oltre l'ostacolo.

Le aveva detto: «Faccio quello che posso per starti vicino».

Ma la stretta lancinante del tempo urlava, giù, dalle sue viscere, qualcosa che lei non intendeva, un grido senza voce che la chiamava ad altro: un salto oltre il possibile. Dove? Mentre ognuno di noi continua a fare quello che può, prende dall'altro ciò di cui ha bisogno con la rapacità di cui solo gli appartenenti al genere umano sono capaci, poi lo guarda a distanza mentre si ammala e muore.

Perché non ci si ammala mai di una malattia, ma della vita.

Era rientrata al lavoro dopo una lunga assenza, quel giorno sarebbe stata da sola in reparto. Appena entrata nella sua stanza, cominciò a sentire grida e lamenti, si calmavano per brevi periodi e poi riprendevano.

Chiese alle infermiere di chi fossero quelle urla. Le spiegarono che si trattava di Franco, un paziente ricoverato per gli esiti di un trauma cranico con un grave disturbo cognitivo.

Le regole ferree delle zone di degenza nel periodo della pandemia non permettevano alla moglie di potergli stare accanto, e, con il consenso della stessa, erano stati costretti a contenerlo, per impedirgli di farsi del male e per potergli somministrare le medicine.

Andò nella stanza di Franco, le sue urla si calmarono. Provò a chiedergli come si sentiva e lui le rispose farfugliando, pronunciando, a tratti, parole senza senso. Si accorse che era afasico.

Non si potevano comprendere, erano come due stranieri affamati che avevano bisogno di cibo, ma le loro parole chiedevano altro, indifferenti alle loro necessità, orpelli senza significato.

Che cosa rimane dell'uomo, quando perde la parola? Ma può mai un uomo perdere la parola?

E così, era il corpo di Franco in catene a parlare e gridare e quel grido scuoteva le sue viscere, i suoi occhi la trafiggevano, le sue braccia alzate a mostrarle i polsi la smascheravano.

Decise di slegarlo.

Rimasero in silenzio, l'una accanto all'altro, occhi negli occhi, la sua impotenza, quella di Franco, le urla dentro, la carne esposta.

Durante tutta la mattina, mentre visitava gli altri pazienti, sentiva, con crescente angoscia, queste urla da lupo impazzito, fino a quando, dopo un breve periodo di relativa calma, sentì provenire dal corridoio altre grida, non quelle di Franco ma quelle delle infermiere, che non lo avevano più trovato nel letto.

I manicotti che gli tenevano mani e piedi erano lì, ma lui non c'era, si era slegato, aveva scavalcato le sbarre ed era scappato. Ma dove?

Tutti correvano a cercarlo nei posti più impensati, c'era anche chi guardava giù dalle finestre, nel terrore che si fosse defenestrato.

L'intero reparto era in uno stato di ansia e preoccupazione, compresa lei, che però si stupiva di avvertire, in un angolo remoto del suo essere, un fondo di sottile felicità per il fatto che Franco fosse riuscito a slegarsi.

Fu ritrovato, poi, Franco, rintanato nel bagno di un altro paziente ma, quel suo gesto coraggioso, quel suo gettarsi oltre l'ostacolo cambiò le relazioni con lui; contenere Franco si era dimostrato inutile: non di lacci aveva bisogno ma di legami.

E, da quel momento, fu slegato ed ebbe accanto a lui, una persona, solo per lui.

Ogni tanto, tuttavia, accadeva ancora di sentire le sue urla risuonare, per le stanze dell'ospedale, come ad avvertire i presenti di una certa verità.

E anche lei fece il suo salto oltre l'ostacolo e cominciò a scrivere.

Le radici

Le radici, la sorgente, non possono che essere quelle della speranza e la scrittura non è altro che un'operazione di scavo, di svuotamento per arrivare fino alle viscere del nostro esistere, in quel centro vivo e vuoto in cui le parole si costruiscono faticosamente, balbettando.

Prima delle parole e oltre le parole, quando esse non possono essere più pronunciate, il grido, l'invocazione inarticolata che rappresenta la fiducia originaria dell'essere umano in relazione con un altro, quel desiderio di presenza che è il primo vero nutrimento dell'uomo.

La speranza sta dietro il grido, prima della parola e, nel suo sorgere, manifesta che l'uomo è un *essere in relazione*, sollecitato verso l'altro, al di là della soddisfazione dei propri bisogni, dalla forza misteriosa del desiderio che lo spinge ad affiorare dal mare profondo della propria solitudine.

Questa solitudine, quando la malattia si fa dolorosa compagna dei nostri giorni, si acuisce quale esperienza che si fonda sulla percezione sotterranea e indicibile della contiguità tra vita e morte.

Tale presagio, inesprimibile e segreto, si erge come un muro, impedendo allo sguardo di andare oltre, un ostacolo che separa non solo dai propri progetti di vita ma anche dagli altri; ciò che si sperimenta è l'esperienza spaesante dell'*essere abbandonati*, non da qualcuno, ma dalla vita stessa, da un corpo di cui pensavamo essere padroni e che, da luogo di apertura verso il mondo, diviene limite, oggetto perturbante che impedisce la realizzazione di possibilità.

Ma è proprio dentro questa esperienza del limite, della resistenza, della perdita di un fondamento su cui appoggiarsi, che può nascere la speranza, come scrive Maria Zambrano in un suo luminoso e arcano saggio, *I Beati*: «Le radici della speranza, o meglio la terra in cui tali radici fanno il nido e si nutrono [...] È nel negativo che la speranza trova il proprio campo, il proprio luogo. Quando simbolicamente o realmente, la vita manca [...] in certi casi la speranza si presenta separata, come galleggiando al di sopra di ogni avvenimento, al di sopra di ogni essere concreto, essa sola visibile, la speranza e nient'altro [...] che si alimenta della propria incertezza: la speranza creatrice, quella che estrae la sua stessa forza dal vuoto, dall'avversità, dall'opposizione senza per questo opporsi a nulla. È la speranza che crea stando sospesa, senza ignorarla, al di sopra della realtà, quella che fa emergere la realtà ancora inedita, la parola non detta» (Zambrano, 2010, pp. 101-102).

La malattia, la sofferenza possono essere varchi privilegiati di accesso a questo misterioso sentimento, quando l'uomo abbia esaurito le sue risorse, come se fosse necessario toccare la propria impotenza per permettere alla speranza di sorgere inspiegabilmente dal vuoto, una forza fragile e incerta capace di poggiarsi su un baratro e di slanciarsi come un ponte verso la vita.

Si innalza alla luce, fuori, la speranza, scavando pertugi nell'oscurità densa della terra, espandendosi verso il cielo in fronde ombrose, sostiene e nello stesso tempo eleva come nel gesto con cui il *pater familias*, nel mondo romano, riconosceva il neonato sollevandolo da terra, assumendo, in questo modo, la sua responsabilità genitoriale (lasciato a terra, il neonato, era, tuttavia, destinato all'abbandono nelle pubbliche discariche).

Da questo gesto, secondo l'Accademia della Crusca, deriva il termine presa in carico, in inglese *taking on*.

E così la speranza si intreccia con la cura offrendoci quel movimento imprescindibile con cui chi si prende cura *riconosce* l'altro, proprio a partire dalla sua esposizione e fragilità.

La speranza confida in questo riconoscimento, chiede che ciò che è deposto a terra venga sollevato ma, invita anche a sostare davanti ai *resti* scartati, quelli per cui il sapere dell'uomo non può più niente, perché di questa attenzione disinteressata è fatta la cura.

È quest'attenzione che li eleva riconoscendo il valore che essi possono rappresentare per le nostre comunità.

Chi è malato, infatti, pur vivendo in una situazione di perdita, di sottrazione, ha una ricchezza in più rispetto a chi non ha fatto questa esperienza, perché ha potuto sperimentare in maniera intensa e reale il passaggio dalla condizione di salute a quella di malattia e, proprio per questo, può donare uno sguardo nuovo sulle cose aprendo a inedite prospettive sulla realtà.

È ciò che resta, ciò che è irriducibile alle nostre aspettative, a restituirci la consapevolezza di quello che perdiamo escludendo dalla nostra vita tutto ciò che temiamo riduca il nostro benessere individuale in quanto comporta rinuncia a spazi personali, fatica e impegno.

Come accade nell'incontro con Anna, una paziente di novantacinque anni, visitata di recente a domicilio.

Appena ariviamo, spostandosi sulla sua carrozzina, ci porta ad ammirare le margherite che suo figlio ha raccolto nei campi, per piantarle, poi, in vasi che incorniciano, su, in alto, la vista sulla città. Anna abita al quarto piano e non può più scendere a raccoglierle ma le basta andare sul terrazzo per contemplare i suoi fiori preferiti.

Usciamo rinfrancati da questa visita, per la leggerezza e la gratitudine che Anna ci ha donato, nonostante noi non abbiamo potuto fare niente per lei.

Ci accorgiamo che, in fondo, è l'altro a prendersi cura di noi, invitandoci a sostare nei luoghi apparentemente desolati del dolore, nei quali, guardando con attenzione, oltre le apparenze, possiamo incontrare, con stupore, là dove non ci aspettavamo, la bellezza.

Così alla luce della speranza il limite può diventare soglia: «La soglia come snodo che apre all'altro, a quanto è fuori di noi e che, una volta lasciato filtrare all'interno (cosa non così facile e immediata), permette di rilanciare il senso umano di ciò che sta dentro – dentro i nostri spazi di cura, dentro noi stessi – e di quanto realizziamo» (Stoppa, 2006, p. 35).

Testimoni di luce

Il mio specchio
è scialbo,
incavato
fino al buio
dell'anima.

Attende il
risucchio del
vento,
per staccarsi
dall'immagine.

Una "scienza contemplativa"

È sul limite ultimo e invalicabile, di fronte alla sofferenza dell'altro e alla propria impotenza che si può aprire la possibilità della cura. Perché, se da un lato, senza la disperazione non può sorgere la speranza così, anche, senza l'esperienza del limite, non può nascere l'esigenza della cura.

È, infatti, la coscienza della caducità di tutto ciò che vive, a infondere nell'uomo il desiderio di prendersi cura, è la fragilità che attira la cura; ci si rivolge all'altro, pur sapendo di non poterlo salvare dalla morte ma, è proprio questa consapevolezza a fondare la cura, in quanto atto totalmente gratuito che prende consistenza proprio a partire dal suo limite.

L'etimologia della parola cura dalla radice sanscrita *ku-kav* (guardare attentamente), ci porta apparentemente lontano dal significato che noi abitualmente attribuiamo a questo termine.

Associamo alla cura, infatti, tutto ciò che ha a che vedere con l'azione e, in ambito sanitario, la cura viene spesso identificata con i mezzi terapeutici e con i farmaci utilizzati ma, in realtà, la vera radice della cura consiste nel soffermarsi, nel prolungare lo sguardo sull'altro, in quell'attitudine contemplativa che non è fuga dall'agire ma elemento indispensabile perché quest'ultimo trovi il suo senso.

«L'uomo è di per sé, e prima di tutto, contemplativo [...] Contemplativo in senso proprio è solo chi è votato a prolungare lo sguardo, l'amante dello sguardo, da cui attinge visione e alimento [...] L'altro, l'affannato uomo di oggi e di un tempo [...] questo confida unicamente nell'azione e ad essa consegna la sorte del giorno e della propria anima, e a quella azione spettrale affida la fiamma del giorno e il suo splendore. Così, diviene spettro» (Zambrano, 2000, p. 45-46).

È questo sguardo disinteressato e attento che non si lascia obnubilare dalla smania dell'azione, in quanto affermazione di sé, che permette di riconoscere, proprio nella precarietà estrema, la vera dignità dell'essere umano per «comprendere, al di là dell'apparenza umiliante, la dignità delle cose invisibili» (Jankelevitch, 2011, p. 168), come nell'incontro con persone con disabilità gravi e permanenti.

«La condizione del "diverso" disabile sconcerta chiunque di noi, perché è come se si alzasse il velo di una rimozione piuttosto radicata, svelando la fragilità, lo stato di non autosufficienza in cui versa il nostro io, istanza psichica che tende invece a dimostrarsi solida, integra e autonoma. Nel caso della disabilità, la diversità, soprattutto quando superi una certa soglia e quando il deficit psicofisico incida pesantemente sulla comunicazione intersoggettiva, mette pesantemente in scacco le modalità più tipiche del contatto umano […] come accade nell'incontro con Luciana, affetta da una grave malattia neurodegenerativa, la sindrome di Rett, che è continuamente fonte di angoscia per gli operatori del centro diurno presso cui è inserita.

Luciana è come uno specchio incavato, fino al buio dell'anima, che attende il risucchio del vento per staccarsi dall'immagine angosciosa che suscita in chi non riesce a vedere oltre il suo stato apparente […] Il suo grido inarticolato chiede di essere interpretato, ma non sappiamo se l'interpretazione sia quella giusta. Luciana rimane *nuda presenza* al di là di qualsiasi interpretazione, e questa sua realtà ci impone un atteggiamento di rispettoso pudore, una sospensione del nostro sapere scientifico che ci suggerisce, piuttosto, una vicinanza fisica ed emotiva a quel corpo che si fa presente in tutta la sua fragilità […] Qui, di fronte a un altro che ci si dà come un oggetto completamente abbandonato al nostro potere, ci accorgiamo che l'altro non è un nostro oggetto, siamo chiamati a promuovere processi di consapevolezza del problema "malattia" che favoriscano una cultura solidale, capace di smontare i tanti, ricorrenti luoghi comuni che tengono in ostaggio la nostra capacità di pensiero. Primo dei quali, l'idea, fortemente radicata nella modernità, che la diversità e la dipendenza dagli altri siano delle calamità sociali e rappresentino perciò un danno anziché un valore. Un valore non fosse altro che perché permettono a tutti di prendere coscienza di come la dignità di una persona non coincida con la sua indipendenza funzionale» (Bonetti, 2009, pp. 72-73).

Qui siamo costretti a fermarci e a riconsiderare le nostre pratiche perché «da nostra scienza ha abbandonato qualsiasi visione contemplativa, cioè rispettosa delle cose, il sapere per noi è desiderio predittivo, prassi legiferante, manipolazione delle cose» (Benvenuto, 2003, p. 95).

Queste persone rivelano, nella loro trasparenza, la radice di impotenza da cui germoglia il sapere della medicina e ci sollecitano a interrogarci sui rischi di una scienza che voglia essere onnicomprensiva; noi stessi, inseguendo il mito del benessere individuale, ci consegniamo, come vittime inconsapevoli a un sapere che, per tutto voler comprendere, è costretto a ridurre l'uomo a corpo biologico, incapace di ospitarne la complessità, che, in quanto tale, è necessariamente incompleta.

Stiamo assistendo, nella scienza e in molti settori della medicina, anche in quegli ambiti che si dovrebbero occupare maggiormente dell'uomo in quanto essere culturale, a una deriva organicistica; nel tentativo di volerlo includere completamente nel campo delle scienze fisiche, l'essere umano viene ridotto a corpo biologico, strumentale, privo delle peculiarità che lo caratterizzano come soggetto.

L'uomo, in questa prospettiva, non è più un essere che ha un corpo rappresentato nel campo del linguaggio, ma si limita a essere un organismo.

Non si tratta di negare la struttura fisico-biologica del corpo umano, né di rigettare gli enormi progressi della medicina moderna, ciò che occorre, invece, ripensare è come correlare la corporeità e la soggettività attraverso un paradigma teorico di riferimento complesso in grado di poter ospitare la multidimensionalità dell'essere umano.

In questa direzione è necessario essere consapevoli dei limiti delle scienze, in particolare della medicina, che non sono portatrici di un sapere totale su di noi, così, nello stesso tempo, occorre provare a fare un salto oltre l'ostacolo per riconoscere nella malattia, il valore che essa può rappresentare per le nostre comunità, permettendoci di prendere coscienza della loro illusoria integrità che è al servizio di un isolamento narcisistico sempre più marcato.

Alcune condizioni di vita, se sappiamo soffermarci con attitudine contemplativa, primo requisito di una scienza che voglia definirsi tale, sono come un'acqua cristallina che consente di vedere ciò che è depositato sul fondo; chi *patisce*, infatti, perde spesso quella scorza dura e protettiva che, come un'armatura, viene indossata per difendersi e acquista una sorta di trasparenza che assomiglia a quella della luce, permettendoci di recuperare ciò che, quotidianamente, rimuoviamo dalle nostre vite.

«Uomini senza dubbio, abitanti del nostro mondo e insieme già di un altro, corona della condizione umana che, nel ridursi solo all'essenziale di essa si presentano come creature dell'acqua misteriosa della creazione [...] I beati sono esseri di silenzio, fasciati, ritirati dalla parola. Salvati dalla parola [...] Sofferenti tutti, passivi ma non ermetici. Stanno lì, dolcemente, così immediati e remoti a un tempo. Per avvicinarsi a loro, tocca in qualche modo partecipare della semplicità che è la loro condizione, della semplicità che li ha presi per sé» (Zambrano, 2010, pp. 59-60).

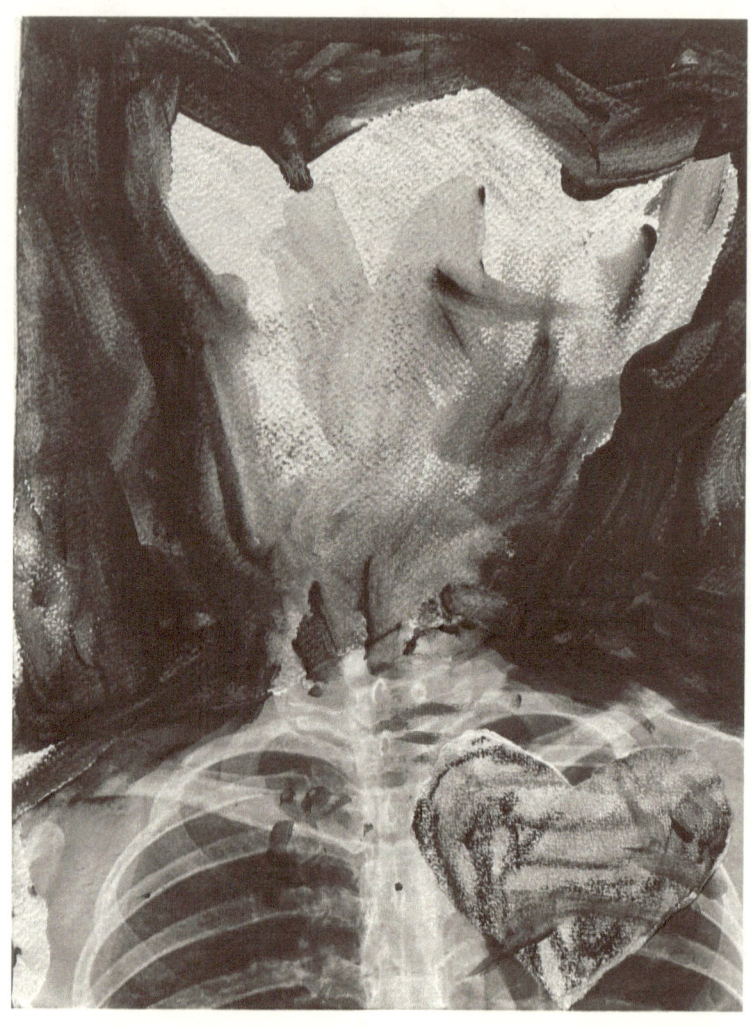

Alle radici della cura

> «Ma la prima, originaria apertura della vita umana alle cose che la circondano, alle circostanze, è patirle. Le cose che non sono nulla diventano qualcosa quando le si patisce».
> Maria Zambrano

Profezia

Piove,
rimbatte il tamburo dell'offesa,
ammaliante segreto che ci tiene incatenati.

Stonate sirene,
dobbiamo allontanarci senza barca.
Il tempo sta cadendo, nel mare,
e sopra lampeggia la tempesta,
sotto nessuno ci prende.

Non abbiamo più luogo dove respirare.
Il silenzio,
la dolcezza del mondo.
Spariti.

Orchidee ingiallite allargano petali,
come piovre di morte
appesa
agli occhi che cadono

Finestre chiuse
Siamo.
Mani, mani grandi che
implorano altezze di futuro.

Perso il raccolto
Il domani è morto.

Le piccole cose

Si era svegliata all'alba, in una sorta di dormiveglia, quando il nostro mondo sotterraneo, con i suoi odori di un mondo perduto, si mescola al ricordo di ciò che siamo.

E, dal mare profondo in cui era ancora immersa, arrivò una voce, come di un canto di un essere marino, forse fratello in un tempo antico, che, messaggero, le portava la notizia di una malattia nel suo corpo, al suo seno destro.

Cominciò a toccare il suo seno mentre risaliva alla superficie dell'acqua, a malavoglia, e sentì un qualcosa di piccolo, molto piccolo, talmente piccolo che forse non c'era.

Così piccolo che ora, riemersa completamente alla superficie, non lo sentiva più.

Si ricordò di quell'incontro, con un amico, i suoi occhi che le parlavano, prima ancora delle parole, della morte di una zia per un tumore alla mammella, avvenuta molti anni prima.

Il suo strazio per la mancanza di una madre, sorella, amica, fratello, aria, acqua, terra della sua vita di un tempo passato.

Questo ricordo era ancora vivo nella sua memoria e, ormai sveglia, pensò che quella voce, avvertita tra la veglia e il sonno, fosse una sirena della sua immaginazione, così ancora avviluppata in quel racconto, in quel dolore.

Durante il passare dei giorni, tuttavia, ogni tanto, sempre più spesso, quel canto sommerso faceva capolino ricordandole quella cosa piccola che aveva dentro il suo corpo, al seno destro.

E, si cominciava a provare turbamento, dentro l'ospedale e fuori, per un'altra cosa piccola che si muoveva negli ambienti, un virus venuto dall'oriente, dove aveva già provocato molte morti.

Per alcuni dei suoi colleghi, questa paura, che per altri era già un'angoscia, proveniva per l'appunto dal mondo sotterraneo, immaginario, e lì andava ricacciata.

La medicina moderna con le sue sofisticate armi non poteva temere qualcosa di così piccolo.

Lei, invece, che era costretta a confrontarsi quotidianamente con malattie disabilitanti gravi, con lo scacco, con l'impotenza, non si sentiva per niente tranquilla.

Le piccole cose, quelle per cui non abbiamo attenzione, presi dalla nostra fretta, talvolta sono quelle che cambiano tutto, pensava.

Si vendica così di noi la piccolezza che chiede di essere vista, che bussa alla porta del nostro ascolto, quella che noi trascuriamo.

Decise infine di ascoltare quel canto sommerso del messaggero fratello di acqua.

Veritiero questo canto, più della nostra ragione pensante, veritiere le angosce del mondo sotterraneo.

Queste piccole cose vive, dentro e fuori di lei, avrebbero cambiato, di lì a poco, il corso della sua storia e quella del mondo intero.

Kairos e Pharmakon

Alla ricerca delle radici della cura è necessario ripartire da ciò che la alimenta e cioè dalla speranza laddove essa «deve venire accrescendosi, approfondendosi, vivificandosi, per ottenere che la comprensione si affini e scopra l'uscita dove si presenta. E nel momento culminante, quando la vita stessa confluisce in essa e un'uscita non c'è, la speranza può anche saltare l'ostacolo assoluto» (Zambrano, 2010, p. 93), proprio sul limite-soglia, spinti dal desiderio di sottrarre l'altro al baratro, nell'impotenza di un sapere che ci manca.

In questo tempo opportuno, il *kairos* degli antichi greci, nasce, prima della cura, l'interrogazione che non è un elemento accessorio ma imprescindibile per il suo realizzarsi.

Per gli antichi greci, il *kairos*, era considerato essenziale per il discernimento, non solo in ambito medico ma anche politico, è il tempo in cui, dall'impotenza, nasce l'interrogazione e si producono i presupposti per l'azione; è un'occasione, un momento privilegiato, che corrisponde a una possibilità e richiede una lucida attenzione, per sorprendere la simultaneità dell'evento.

È quel tempo che può cambiare il corso di una vita o della storia ed è anche quello che permette all'azione di essere efficace, perché, se questa viene compiuta in un momento sbagliato, è destinata all'insuccesso.

Il *kairos* è ritenuto un aspetto fondamentale anche nella medicina moderna, se pensiamo all'importanza riservata, in alcuni tipi di patologie, alla diagnosi precoce e all'intervallo temporale considerato utile in cui somministrare determinati farmaci, ma lo è anche nella relazione medico paziente.

Saper attendere i tempi dell'altro, infatti, «con un'attenzione disinteressata e pura, nel senso di sgombra dalle nostre aspettative terapeutiche (così spesso segnate dal bisogno di successo e riuscita narcisistica), può rappresentare il preliminare o la cornice necessaria affinché la cura sia efficace» (Bonetti, 2009, p. 75).

L'etimologia del termine farmaco viene dal greco *pharmakon* il cui significato è rimedio, medicamento, ma anche veleno.

Il medico antico si interrogava sul *kairos* in cui somministrare il *pharmakon* e nel farlo, correva un rischio, perché, come scrive Paracelso, tutto è veleno, nulla esiste senza veleno, solo la dose fa in modo che il veleno non sia dannoso.

La medicina moderna, con i suoi protocolli condivisi, ha superato tale rischio, almeno fino a ora, fino all'esplosione della pandemia da Coronavirus.

Si sono dovuti sperimentare vari farmaci, verificarne i dosaggi, valutare i tempi opportuni di somministrazione in base alle fasi della malattia.

Siamo entrati, come in un film di fantascienza, nella *metafora, realtà* della guerra, con l'armamentario di chi è in guerra.

I morti sono i caduti, i medici e gli operatori sanitari che lavorano sono gli eroi, quelli che non ce la fanno (molti di loro si sono ammalati di depressione), sono i disertori, i resti, ma di questo poco si parla.

Poi ci sono anche gli effetti collaterali, quei pazienti che muoiono o vedono aggravarsi le loro condizioni di salute perché le attività vengono ridotte; molti reparti sono adibiti alla cura dei pazienti affetti da coronavirus, sottraendo tempo e spazio alla cura di altre patologie, e anche di questo poco si parla.

Ma non sarà proprio questo piccolo virus, il vero *pharmakon* per la *hybris* della medicina moderna e l'organizzazione sanitaria dei servizi?

E non sarà proprio adesso il momento necessario e indifferibile per acciuffare il *kairos* per i capelli perché poi, come ci ammonisce Posidippo: «Nessuno per quanto lo brami mi afferrerà da dietro»?[1]

Perché la medicina non è una scienza esatta, procede a tentoni sul limite-soglia verso il nuovo ed è costretta nuovamente a interrogarsi sul *kairos* e sul *pharmakon*, con dei rischi, non solo per il paziente ma anche per il medico stesso, com'è manifesto dal numero enorme di operatori sanitari che hanno perso la vita durante questa emergenza.

È in arrivo il vaccino che, forse, ci aiuterà a debellare questo virus, ma non dovremmo occuparci anche del terreno, del contesto in cui si sviluppa questa malattia, della complessità dei fenomeni che ha portato in luce, dei fattori che hanno favorito il suo propagarsi?

---

[1]Questa è una parte dell'epigrafe che il poeta Posidippo aveva inciso sulla statua dello scultore Lisippo che rappresentava il *kairos*, il tempo opportuno, come un giovanetto nudo che correva con un ciuffo di capelli sulla fronte e la parte posteriore del cranio calva, a significare appunto che, una volta passato, il *kairos* non si può più riafferrare.

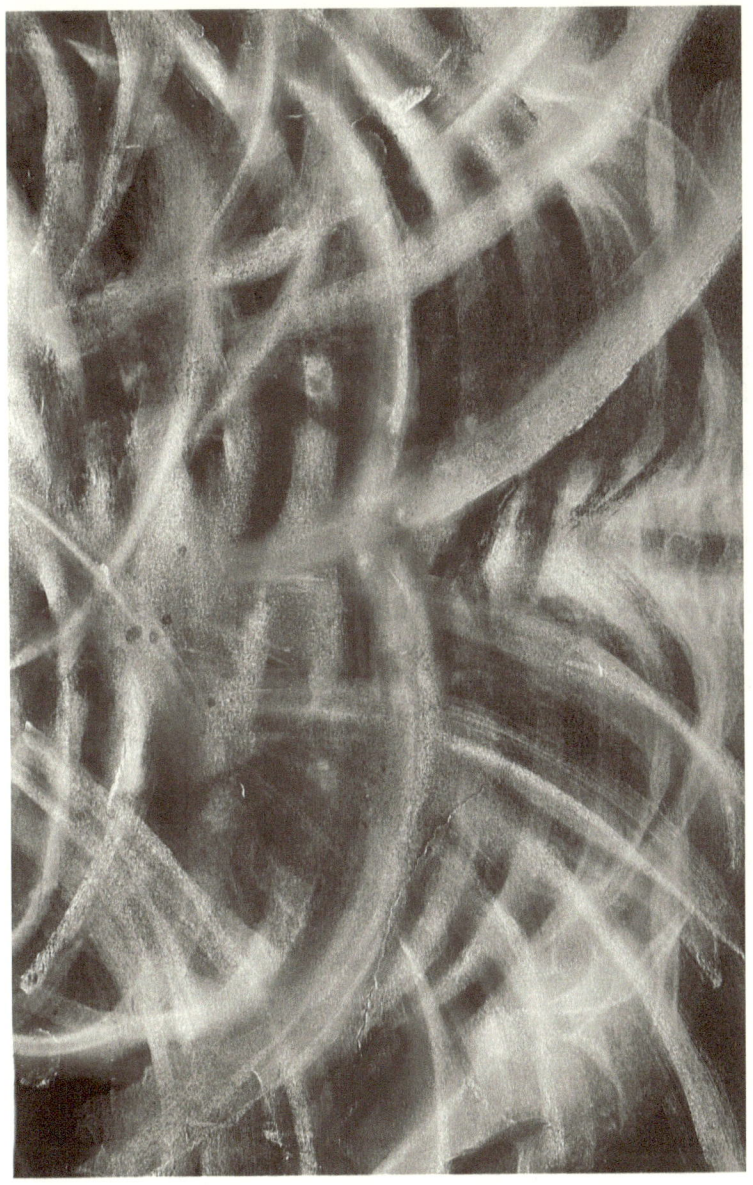

Medicina, complessità e perturbante

Non si tratta di rigettare il progresso pratico e di limitazione all'autoreferenzialità apportato dai protocolli, ma di riconoscere la necessità di riportare al centro della riflessione il tema della complessità, perché, come ha scritto Edgar Morin: «Oggi vediamo che le scienze biologiche e fisiche sono caratterizzate da una crisi della spiegazione semplice. E di conseguenza quelli che sembravano i residui non scientifici delle scienze umane, l'incertezza, il disordine, la contraddizione, la pluralità, la complicazione ecc., fanno oggi parte della problematica di fondo della conoscenza scientifica» (Morin, 1990, p. 49).

È urgente uscire dal riduzionismo prodottosi in ambito sanitario riportando al centro del discorso medico la persona, nella sua complessità di vivente, perché, come scrive Eugenio Borgna: «La realtà clinica, la realtà della malattia è complessa e ogni tentativo di semplificarla porta con sé lo scacco radicale sia in ordine alla conoscenza delle realtà cliniche sia in ordine alle strategie terapeutiche […] Il contesto è decisivo sia in ordine alla formazione e modificabilità dei sintomi, sia in ordine alla loro conoscibilità sia in ordine alla loro evolutività» (Borgna, 1998, p. 40).

Incertezza, contraddizione, scarsa considerazione del contesto, insieme alla difficoltà di procedere a tentoni al buio, perché assuefatti alla protezione dei protocolli, hanno messo in crisi le risposte alla pandemia da coronavirus in tutto il mondo.

Ognuno ha preso coscienza di essere nudo sotto le apparenti sofisticate vesti della medicina moderna.

Il Coronavirus è come il *gaffeur* della favola di Andersen che grida: «guarda il re che passeggia tutto nudo!»

Questo virus ha portato in luce la fragilità delle nostre istituzioni, della nostra organizzazione dei servizi sanitari e delle nostre comunità, le disuguaglianze incolmabili tra paesi ricchi e paesi poveri.

Ha svelato che, nonostante i suoi enormi progressi, la medicina non è una scienza esatta, non è onnipotente, soprattutto non ci può garantire l'immortalità.

Questa falsa credenza, a copertura della precarietà delle nostre esistenze, ha determinato una deresponsabilizzazione collettiva con una conseguente delega dell'intero discorso sulla nostra salute al potere degli esperti.

La pandemia ci ha così costretto a fare i conti con un sapere che non sa né può guarire tutto, con la provvisorietà della nostra vita e anche con la nostra responsabilità.

Ci sta offrendo un'opportunità, il Coronavirus, quella di recuperare un posto, prima coperto dall'illusorietà di un sapere pieno, nel luogo della mancanza di questo sapere, da cui poter riprendere la parola, cittadini, operatori sanitari, pazienti, costringendoci a guardare le cose da un'altra prospettiva, quella della morte.

«Unica condizione che consenta di affrancare lo sguardo dalle verità bell'è fatte e di farsi beffe di esse. E in particolare di quella logica e di quegli atteggiamenti così poco disposti ad accogliere in loro il coraggio del dubbio e della contraddizione e pertanto così fieri della propria irremovibile coerenza in grado di guarire ogni angoscia e timore. Laddove, [...] la cosa più difficile e pesante da sopportare è [...] l'ambiguità di noi stessi e del reale. La contraddizione insomma. Sicché, le più profonde certezze sono quelle che poggiano sul più instabile dei terreni: una radicale incertezza» (Lisciani - Petrini, 1995, pp. 17-20).

A queste parole fanno eco quelle di Simone Weil: «Il reale è essenzialmente la contraddizione» (Weil, 1988, p. 43), «solamente la contraddizione ci fa provare che non siamo tutto. La contraddizione è il sentimento della nostra miseria e il sentimento della nostra miseria è il sentimento della realtà. Perché non siamo noi a fabbricare la nostra miseria, essa è vera. Per questo è necessario amarla» (Weil, 1988, p. 44).

Dobbiamo, quindi, ripartire dai resti ammassati ai margini della battaglia, da ciò che resta di noi, perché ciò che resta, è la cartina di tornasole, esso stesso *gaffeur*, «ciò che sarebbe dovuto rimanere segreto, nascosto e invece è affiorato», nell'interpretazione data da Schelling al termine *Unheimlich*, perturbante (Freud, 1919, p. 86).

È la loro perturbante nudità a rivelarci che il re, con la magnificenza delle sue sofisticate armi, è nudo.

Ascoltiamo e riascoltiamo, nel nostro silenzio, le parole che ci arrivano, in questo momento di grande buio, da tutti coloro che abbiamo intorno, dalla nostra interiorità, prendendoci cura dell'altro e offrendogli spazio di accoglienza e condivisione.

Le parole di Marta, una paziente affetta dagli esiti di una malattia disabilitante, avvenuta durante la prima ondata della pandemia: «Non è questa malattia che mi fa stare male, le malattie si accettano, fanno parte della vita; sento che la malattia più grande è nelle persone, in tutte, quando sono sane, quando non hanno toccato certe fragilità, le vere malate sono le nostre relazioni quando rigettiamo l'altro, quando al posto di contenitori diventiamo scarti, resti inutili. Nella malattia emergono la nostra nudità e un bisogno di presenza che prima non sentivamo, che la nostra società rifiuta, e, talvolta, aspetti non tanto gradevoli di noi. La mia malattia mi ha fatto comprendere quanto siano preziose tutte le piccole grandi presenze della mia vita».

Le parole di Carlo, un operatore sanitario che non ce l'ha fatta, e che, come molti altri, durante l'emergenza pandemica, è sprofondato in una grave depressione: «Mi sento una persona indegna, inutile, i miei colleghi sono lì al lavoro e, io qui, in questa situazione. Non voglio più fare questo lavoro, mi sento inadeguato».

A loro sembra rispondere Giuseppe Goffredo nel suo *Soli con il mondo*: «Non sei tu malato. È il tuo tempo malato. Non è la tua città malata, è il mondo malato. Cerchio dopo cerchio ti rendi conto che il mondo è dentro la malattia. L'intera specie umana è dentro la malattia. Nessuno verrà fuori a salvarci. Sei tu che devi agire [...] Occorre reagire. Per farlo occorre sapere che la crisi che stiamo attraversando segna il punto di rottura» (Goffredo, 2020, pp. 20-25).

Ascoltare e riascoltare queste parole per ripensare tutti insieme le nostre comunità e le nostre istituzioni, proprio a partire dall'incertezza, dal disordine e dalle contraddizioni che costituiscono la realtà, perché ognuno la possa abitare con i suoi talenti e con le sue fragilità.

Oltre alla ricerca di farmaci contro questa malattia è necessario fermarci, interrogarci per poterci attrezzare.

Attrezzarsi significa mettere in campo strategie complesse, riconoscere la pluralità delle istanze in gioco, rifuggire dalle soluzioni semplicistiche, univoche, uguali per tutti.

La medicina è annoverata da Sigmund Freud tra i tre *mestieri impossibili*, «pratiche, cioè, per l'esercizio delle quali non basta un sapere accademico o un addestramento tecnico, ma che alludono piuttosto a un saperci fare e richiedono quindi una continua messa alla prova soggettiva» (Bonetti, 2009, p. 15).

Attrezzarsi vuole dire, anche, avere cura delle parti più fragili, all'interno delle nostre istituzioni e delle nostre comunità.

Riascoltare le parole che restano, custodirle, ripartire da lì per ripensare un nuovo modo di abitare i nostri luoghi comunitari e i nostri spazi di cura.

La medicina non può dire tutto della malattia, della sofferenza, e da questo suo limite può ritrovare le proprie radici di senso.

La Caverna

Ci sono momenti nella storia, nella vita, in cui attraversiamo labirinti oscuri, da soli, anche se abbiamo accanto altre persone, senza il nutrimento che ci venga dall'amore, dal riconoscimento. In questi momenti c'è solo una luce, quella della speranza e sotto di lei quella della fiducia.

Non possiamo che provare, avanzare e retrocedere, fermarci, guardare con attenzione ogni cosa con occhi nuovi, anche quelle più piccole e insignificanti perché potrebbero essere proprio loro a indicarci la via d'uscita.

Nell'oscurità difficilmente riusciamo a capire dove stiamo andando, le fioche luci che incontriamo non illuminano completamente i contorni delle cose, non ci indicano la direzione, la strada la dobbiamo intuire *pietra per pietra* con un'attenzione estrema che ci permetta di cogliere l'imprevedibile. «I segni e i segnali della notte somigliano alle allusioni della Pizia, che non sono né chiare né univoche, ma sempre ambigue [...] la notte in cui il viandante avanza a tentoni è la notte della successione temporale; o al contrario, è il tempo a essere una sorte di notte» (Jankelevitch, 2011, pp. 285-286).

È la nostra consapevolezza di ignoranza e povertà che può sostenere il sorgere dell'intuizione cui è necessario affidarsi nei momenti in cui ci confrontiamo con eventi nuovi e sconosciuti.

In queste esperienze non pensiamo più alla meta da raggiungere ma siamo completamente immersi nel viaggio, senza sapere dove ci condurrà, cercando di essere pronti a cogliere l'apparire di un qualcosa che ci guidi per il tempo di un passo, prima che ritorni nell'oscurità.

Questi eventi straordinari, forse, sono lì a dirci che anche tutta la nostra vita *ordinaria*, in realtà, è così: noi, sempre, camminiamo nell'oscurità, in una caverna, attenti al baluginare di una luce che poi scompare, sottoposti ai vincoli della condizione umana, senza luci di certezza definitive, in un'instancabile attesa di un incontro con l'alterità che ci abita e con quella di chi ci sta accanto.

Altro, non come mezzo in vista del nostro benessere, ma come compagno essenziale per costruire il nostro viaggio.

L'uomo non può incontrare la libertà se non nel riconoscimento della condizione di necessità cui è sottoposto, anzi è proprio attraverso di essa che gli viene offerta l'opportunità di entrare in contatto con le realtà più piene dell'esistenza.

Prospettiva difficile da comprendere in una cultura come la nostra in cui la libertà è intesa come assoluta mancanza di vincoli.

Questo legame inscindibile con il mistero della vita che ci precede, è stato reciso nella società contemporanea a favore di una forte enfatizzazione del concetto di autonomia, rimuovendo ma non potendo eliminare le nostre radici di dipendenza.

La mediazione della donna

Il sapere scientifico tenta da sempre di imbrigliare quella corrente sotterranea che anima la vita, ma non potendolo fare completamente, perché c'è sempre un residuo che resiste alla conoscenza, cerca in qualche modo di operare una sorta di gestione di questo flusso non regolabile, non simbolizzabile.

Pensiamo a tutte le pratiche di medicina preventiva e a quelle di *follow up* nei confronti di malattie non guaribili, delle quali non c'è una conoscenza completa, la cui funzione non è tanto quella della cura quanto quella di monitorarne l'evoluzione, rivestendo, in questo, anche un ruolo di rassicurazione nei confronti di ciò che, non essendo prevedibile, non può essere nemmeno controllabile.

Si dirà che il progresso della medicina è in continuo avanzamento e riuscirà a comprendere le cause di queste malattie trovando opportuni rimedi.

Ed è così.

Ma se ne incontreranno sempre di altre a testimonianza che c'è un resto non completamente comprensibile che sfugge ai tentativi di categorizzazione e simbolizzazione. L'incontro con il *reale del corpo*[2], come nelle malattie di cui non conosciamo le cause né la cura, che è quanto accade anche nell'attuale pandemia da coronavirus, ci trova sguarniti del nostro sapere e per questo è un evento che ci traumatizza.

Potremmo dire che il trauma avviene proprio nel confronto con questa dimensione *altra* e nello stesso tempo costitutiva del nostro essere che resiste alla conoscenza, che è il nostro corpo.

Nel corpo mutilato, ferito, pervaso dal dolore, che non possiamo più dirigere come prima, ci troviamo improvvisamente faccia a faccia con quel reale insondabile che ci costituisce, mistero vitale che ci abita e nello stesso tempo luogo di incontro non solo simbolico ma anche reale con la morte. Questo corpo ci segnala di essere un altro sul quale non abbiamo potere e dal quale dipendiamo.

---

[2] Secondo lo psicoanalista Jacques Lacan sono tre i registri attorno ai quali si costituisce il soggetto: *Simbolico, Immaginario e Reale*. In questa prospettiva, anche il corpo umano non può essere considerato un'entità puramente naturale ma risulta essere «costantemente subordinato dall'azione primordiale del significante» (Recalcati, 1996, p. 42). Questa azione fa sì che il corpo sia in movimento non solo verso la soddisfazione dei bisogni ma, in quanto pulsionalizzato dall'ordine simbolico, sia, in qualche modo, un corpo desiderante. A partire da questo è possibile ipotizzare che la malattia non incida solo sulla funzione organica ma comporti una destabilizzazione a più livelli della persona: sul piano della sua identità sociale (*Il Simbolico*), della sua immagine corporea (*L'Immaginario*) e della percezione più intima e sensoriale dell'organismo (*Il Reale*). Il *Reale del corpo* si riferisce, quindi, a quell'esperienza intima e impossibile a dirsi che ognuno di noi fa quotidianamente in rapporto alla propria corporeità. Si tratta, tuttavia, di qualcosa che transita come in sordina e che, in quanto fonte di angoscia, tendiamo a rimuovere. Ma è nei momenti in cui *il Simbolico* non è in grado di arginare il dilagare del corpo nella sua dimensione reale che il corpo si rivela nella sua alterità non completamente riassorbibile nel campo del linguaggio.

Nello stato di benessere non facciamo l'esperienza di avere un corpo, anzi, ci possiamo persino dimenticare di lui; viviamo, piuttosto, in uno stato di integrità in cui noi siamo nel nostro corpo in una condizione di propensione verso il mondo.

Ma nell'esperienza della malattia, soprattutto quando essa ci segni con delle menomazioni permanenti, questa integrità, questa coincidenza, si spezzano e il corpo diviene improvvisamente impedimento e ostacolo all'apertura verso l'altro.

Come se lì, drammaticamente, si rivelasse l'oscura e sempre rimossa percezione di esso come elemento già consegnato, a causa del nostro destino di finitezza, alla morte.

«Una vita che nella sua immobilità non fa se non rimandare alla morte e al morire» (Borgna, 2003, p. 127).

Sono riflessioni, queste, che nascono dal confronto quotidiano con le problematiche che i pazienti, uno per uno, ci portano.

Come Claudio che viene a visita per un dolore alla spalla destra.

Ci racconta che un anno fa è stato colpito da un ictus ischemico che ha comportato un'emiparesi destra.

Ha effettuato un lungo percorso riabilitativo che gli ha permesso un recupero buono ma non completo: la sua mano destra ha ripreso a muoversi ma è rimasta insensibile. Deve guardare costantemente ciò che afferra perché, se gli accade di dimenticarsene, come quando è preso dalla sua passione per la cucina, piatti e bicchieri gli sfuggono di mano.

E, nel momento in cui succede, si arrabbia moltissimo.

Ha il timore che il dolore alla spalla possa essere collegato al precedente ictus.

Dopo averlo visitato, lo rassicuriamo ma Claudio non si lascia tranquillizzare; c'è qualcosa, ci dice, in questo dolore, che lo mette in allarme.

Proviamo a chiedergli ulteriori informazioni riguardo all'ictus.

Claudio ci descrive il suo vissuto nel momento dell'evento ischemico: «Ero seduto al tavolo in cucina, stavo fumando e guardando fuori verso il giardino, mi sono sentito, a un certo punto, un po' confuso senza capire quello che mi stava succedendo, poi ho visto l'accendino per terra sul tappeto, ho guardato la mia mano destra, che poco prima lo teneva, tentavo di muoverla ma non rispondeva più ai miei comandi, era come un oggetto estraneo, staccato da me che non mi apparteneva. Ho chiamato il 118, sono arrivati immediatamente, poi non ricordo più niente, devo essermi addormentato. Mi sono risvegliato in un letto di ospedale e lì i medici mi hanno spiegato quello che mi era accaduto».

Nonostante il buon recupero e la ripresa completa delle sue attività ci riferisce di essere rimasto segnato da questo evento improvviso, e, così, qualsiasi piccola sensazione che arriva dal suo corpo cui non riesce a dare un nome lo spaventa, come questo dolore alla spalla.

Restiamo in silenzio, Claudio è seduto di fronte a noi, pensieroso, poi, all'improvviso, il suo sguardo sopra la mascherina si illumina e ci dice di avere compreso che quella rabbia che prova quando gli sfuggono le cose di mano è un sentimento che serve a mascherare l'angoscia provata nel momento dell'ictus.

Angoscia che si rinnova ogniqualvolta gli cade qualcosa.

L'esperienza di Claudio ci sollecita, quindi, a confrontarci con una dimensione del corpo che non è quella familiare e rassicurante che viviamo nello stato di apparente *normalità*: il corpo, nel racconto di Claudio, sfugge alla presa che pensiamo di avere su di lui; questo è anche quanto accade nei passaggi cruciali della vita quali il nascere e il morire, o nell'incontro perturbante con la sessualità, momenti nei quali siamo attraversati da un flusso debordante che proviene da una sorgente altra che non possiamo regolare né governare.

E, a custodire questi varchi esistenziali tra vita e morte, accade spesso di trovare delle donne, presenze silenziose, come quelle descritte nel Vangelo di Marco che partecipano a distanza alla crocifissione di Gesù e lo accompagnano con la tenerezza della cura fino alla sepoltura.

Quasi che la donna avesse una maggiore consuetudine, rispetto all'uomo, nel saper trattare con l'irruzione del corpo come portatore di quel debordante contatto tra vita e morte.

Questo saperci fare è in un certo senso in antitesi con il lavoro del sapere. Il sapere ingloba, assorbe in sé, neutralizza l'alterità che spaventa, è un tentativo di rimuovere l'incontro con l'evento traumatico. L'alterità, una volta assimilata, può anche essere negata, misconosciuta, viene in qualche modo immolata sull'altare del sapere, divorata, quasi a voler eliminare qualsiasi residuo di mistero.

La pratica di *trattare* con l'alterità cui si fa carico fin dai tempi antichi la donna, invece, non sfugge l'incontro con l'irrompere dell'altro ma lo accoglie come mistero di fecondità, limite a partire dal quale l'umanità può procedere nel suo cammino di civiltà.

Nelle nostre società contemporanee il senso culturale dei riti simbolici che avevano lo scopo di delimitare l'angoscia che, davanti alle prove della vita, suscita la scoperta del limite di sé e dell'altro, si è smarrito.

La donna ha mantenuto questo legame con le zone oscure dell'essere e, in questo senso, può insegnare qualcosa del *lavoro del trauma* a una cultura che ha rimosso questa inabitazione con lo straniero e che, per questo, allontana e relega ai margini chi, nella propria carne, vive il mistero della sofferenza e della morte.

Espellere questa alterità, che è parte irriducibile dell'uomo, questo corpo che spaventa in quanto rimando alla radice oscura della nostra esistenza, cercando illusoriamente di svelarlo in un apparente esercizio di libertà di costumi, come accade nella società moderna, non serve. Ciò che occorre fare, al contrario, è trovare dei modi per *trattare* con essa.

Le donne del vangelo di Marco ci insegnano che è possibile *rimanere* davanti alla fragile esposizione dell'altro, in quanto apertura al mistero della vita e della morte, proprio a partire *dal riconoscimento e dall'accoglienza di questa dimensione altra dentro le nostre vite.*

La donna, in quanto consapevole del mistero che la precede, può farsi varco e passaggio alla parola che proviene da questi abissi diventando mediatrice tra il mondo dell'oscurità e quello della luce.

"Salve Radice, Salve Porta"

Nel suo libro *La Costola perduta*, Francesco Stoppa, riferendosi al dipinto *La Madonna del Parto* di Piero della Francesca, scrive: «Tornando allora alla Madonna di Piero, che dire infine del gioco aggraziato di quelle mani [...] Viene da chiedersi se esse intendano semplicemente accarezzare il bambino o se, piuttosto, al netto della nostalgia che già la coglie al pensiero dell'imminente distacco, vogliano accertarsi della presenza di varchi, aperture, peraltro così inequivocabilmente presenti nella veste della donna. È, infatti, attraverso quei tagli che la vita potrà fluire fuori da lei» (Stoppa, 2017, p. 13).

La possibilità di sottrarre l'altro della relazione al sacrificio divoratore della nostra assimilazione non può che fondarsi sul riconoscimento di quell'irriducibile alterità che ci abita, trasformandola da oscura minaccia, tanto più oscura, quanto più misconosciuta, in motore capace di rilanciare il desiderio.

Questo mistero che ci precede, che è stato chiamato in tanti modi, da chi ne ha fatto esperienza, restando talora senza nome, «quella realtà che Lacan colloca dietro l'essere» (Stoppa, 2017, p. 83), potrebbe essere distruttivo nella sua accecante oscurità che non si fa abbracciare dallo sguardo e, necessita di mediazioni, di passaggi che consentano di portarne qualcosa in luce.

È indispensabile che ogni disciplina, in particolare nell'ambito delle scienze che si occupano dell'uomo, tenga conto di questa *zona d'ombra* presente nel cuore di ogni umana attività, non fosse altro che per perseguire l'obiettivo del rigore.

Il rigore, infatti, «cerca di stabilire un dialogo meno mutilante con il reale» (Morin, 1984b) e, in questo, è il contrario dell'esattezza.

Perseguire il rigore comporta, innanzitutto, l'esigenza di restituire dignità a tutto ciò che è stato escluso dagli ambiti di riflessione "scientifici" perché, appunto, indicibile e, per questo, considerato residuo non scientifico *contaminante* un'identità che si vuole *pura*.

A questo resto scartato che continuamente vivifica le nostre attività, pur dai lazzaretti in cui lo abbiamo relegato, dobbiamo diritto di cittadinanza: non è possibile, infatti, alcuna identità se non a partire dall'accoglienza dell'alterità che è ciò che scava fessure nella nostra illusoria integrità.

La donna, ma, con questo termine intenderemo di qui in avanti, «chiunque sa di essere semplicemente attraversato dal mistero dell'esistenza» (Stoppa, 2017, p. 56), chi patisce questa inabitazione con lo straniero, ha trovato un modo per gettare un ponte verso l'impossibile, verso un qualcosa che altrimenti rimarrebbe per sempre escluso, situandosi su un limite che permette una sorta di intravedimento, che non può mai arrivare a essere un'acquisizione definitiva, parte di un proprio.

Questo modo, peculiare, di *trattare con l'alterità* che consente di lasciarne una traccia è quello di farsi transito, passaggio.

È anche quanto accade nella maternità, in cui la madre si fa luogo di transito per il bambino che sta per nascere; non si tratta, tuttavia, di un fatto solo biologico, perché vi sono pratiche simboliche dell'umano come l'arte, la scrittura, in particolare la scrittura poetica che possono provare a gettare un ponte verso questo impossibile a dirsi, facendosene attraversare, riuscendo a portare al mondo una traccia di questo passaggio.

Parole, immagini, che cercano di dire qualcosa, non tanto di questo fondo oscuro quanto di questo contatto fugace che è già separazione.

Non si potrà mai avere per sé ciò che ci ha attraversato, che resta altro da noi, ma si potrà dire qualcosa dell'esperienza di quest'attraversamento, solo nella consapevolezza del suo passare, nascere e morire.

Farsi transito significa acconsentire a nascita e morte, patirla, e accettare la precarietà di ciò che portiamo in luce, esperienza effimera, che può essere, tuttavia, feconda nella costruzione di legami con l'altro che abita fuori di noi, così come accade nelle pratiche artistiche e creative.

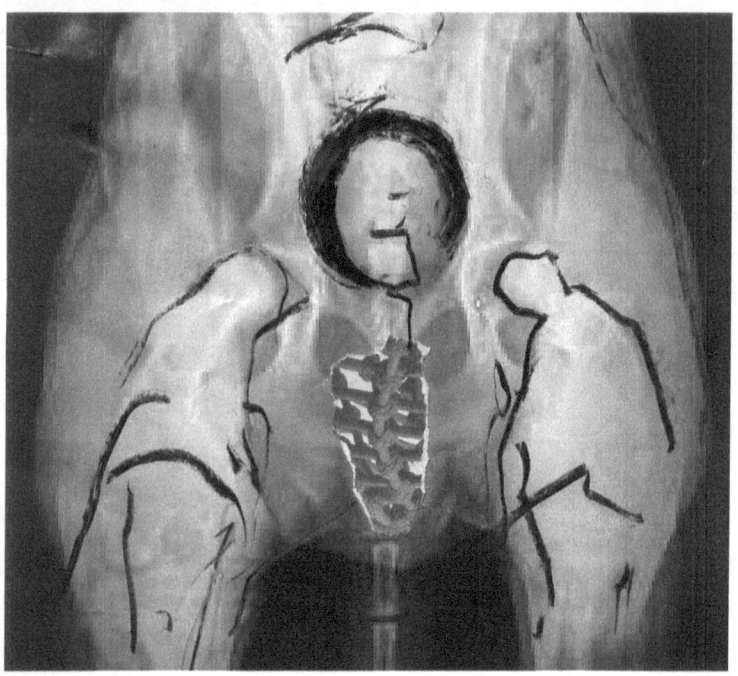

L'esperienza artistica, si costruisce a partire dal contatto con quel fondo di intima estraneità che è per l'essere umano il proprio corpo, in quanto inconoscibile e ingovernabile e, proprio per questo, limite invalicabile.

La possibilità dell'esperienza creativa nasce proprio da qui, dallo scacco dell'impossibilità a superare tale limite.

Così, l'artista, nella realizzazione di un'opera, si fa trattenere come una freccia nell'arco del corpo, fino alle sue ultime resistenze, fino a quando potrà essere scagliato oltre il limite dell'arco in un volo che lo supera.

Il lavoro della sublimazione artistica non può che nascere e svilupparsi dall'acconsentire alla prigionia cui siamo sotto-messi, nella tensione estrema di abitare un confine senza oltre-passarlo, *sub-limen* appunto, in un'attenzione recettiva all'inco-noscibile che ci abita.

Il volo che si realizza nell'arte è sempre un *inatteso*, un non prevedibile, va oltre il voluto, il cercato.

Lo stupore che proviamo davanti all'opera d'arte è che, proprio nella breccia della sua resa, in quegli anfratti vuoti che si sono prodotti attraverso il sacrificio dell'artista, è possibile intravedere il *pulsare* della vita. «L'arte è esattamente il modo in cui far brillare, risuonare, il mistero delle cose [...]» (Stoppa, 2017, p. 183).

Queste riflessioni che appaiono apparentemente lontane dal discorso sulla cura ci portano in realtà al cuore dell'*Arte Medica* soprattutto quando siamo chiamati a confrontarci con malattie in cui non è possibile pervenire a una *restitutio ad integrum*.

Come, infatti, l'artista ha bisogno della resistenza della materia per trasfigurarla nell'opera, così, in una relazione di cura, può essere proprio il sintomo inguaribile, quale ostacolo inaggirabile, la via d'accesso a una nuova creazione.

Il vicolo cieco in cui curante e curato sono posti dalla malattia incurabile, può trasformarsi in occasione creativa, possibilità di portare in luce una conoscenza e un sapere nuovi, altrimenti non accessibili.

Come scrive Eugenio Borgna: «Dalle malattie del corpo (certo), ma soprattutto da quelle dell'anima, sgorgano a volte esperienze che dilatano le conoscenze sulle contraddizioni e sugli enigmi della condizione umana, e che non si fanno sempre visibili quando si sia sommersi dalla salute dilagante del corpo e dell'anima» (Borgna, 1992, p. 82).

Ciò che sta in superficie, il sintomo incurabile, diviene inaspettatamente un'apertura a intuizioni non prevedibili e *via* di accesso all'altro, a quel fondo indicibile di esclusione che anche a lui sfugge, che non gli appartiene. E la cura consiste nel tutelare quella *radice* di alterità che non è altro che la nostra umanità, facendocene *porta*.

Una cura incompleta

Salve, radix; salve, Porta, ex qua mundo lux est orta
(Dall'antifona *Ave Regina Coelorum*).

Possiamo quindi, a partire da qui, provare ad avvicinarci al mistero di queste due immagini, perché, come scrive Maria Zambrano: «È immensa e potrebbe essere vertiginosa, quasi escludente, la distanza che queste due immagini risvegliano nell'anima e nella mente contrapponendosi. Eppure non appare tale, poiché non si tratta di concetti, di nozioni» (Zambrano, 2000b, p. 52).

Sono immagini poetiche evocative di un'esperienza di contatto con l'indicibile che possono *irradiare* qualcosa nel registro simbolico che «si trova arricchito dal fatto di essere stato attraversato dalla creatività o dall'ingegno umano, come se un inatteso supplemento di vita lo riconsegnasse alla sua ragione ultima» (Stoppa, 2017, p. 78).

Farsi transito è scegliere di farsi anfora, ampolla, letto, canale, perché «il destino si forma nel vuoto. [...] La parola che dovrà prender forma in quella cavità non è nostra» (Campo, 1987, p. 119).

L'opera della cura consiste, in questa prospettiva, nel custodire quello spazio vuoto che la abita per accogliere la fragilità ed estraneità del nuovo che arriva, indicando al mondo una possibilità di «decompletarsi, di farsi abitare dalla mancanza che permetta l'inserimento» (Bonetti, 2009, p. 15) di altro, ciò che rende l'opera sempre inconclusa e in questo aperta alle sue possibilità di divenire.

Un vuoto *che sa* della presenza di ciò che vi è transitato: come l'ampolla che odora del profumo che vi è stato versato, o il letto di un fiume che viene scavato e rimodellato dalla corrente che vi scorre ricevendo un'intaccatura che lo particolarizza e lo trasforma continuamente nell'essere attraversato.

Così anche il fiume riceve una forma che nasce dall'interazione con il letto che lo contiene, una forma singolare che è quella del contenitore che l'ha accolto. Sono queste intaccature che riceviamo dal contatto con la corrente di vita dell'altro (fuori e dentro di noi) a costruire la nostra storia, una storia incompiuta, incompleta, in attesa.

Un'opera incompleta. Un letto che permetta al fiume di scorrere. Un'anfora che si lascia riempire e svuotare. Onda e risacca. Stupore e attesa.

Domanda verso la riva dell'altro.

La domanda della cura

Sono le relazioni di cura con pazienti affetti da malattie incurabili o da disabilità gravi e permanenti a rivelarci che la cura prima che essere una risposta è una *domanda*.

Tale domanda diventa imprescindibile nel momento in cui la medicina, a partire dalla consapevolezza del proprio limite, è chiamata non solo ad esercitare una manipolazione sui corpi a scopi terapeutici ma a fermarsi a riflettere a partire da un sapere che manca, in un necessario spostamento dall'azione all'interrogazione, dal *cosa fare al come fare*.

Sarà questo giogo fecondo della domanda a rappresentare, anziché una illusoria via di uscita o un tappo immaginario alla irriducibilità di una perdita, la cornice necessaria di una possibile riapertura della partita dischiudendo le porte all'inedito, "al non pensato prima".

La dimensione della domanda, nel momento in cui il sapere della medicina non è più in grado di offrire risposte, non ha, quindi, il significato di un approdo ad una sorta di nichilismo terapeutico, anzi, potremmo dire, che rappresenta il punto più alto anche se, certamente, il più oscuro in cui i soggetti, nella relazione, si confrontano con un compito impossibile: prendere atto dell'inevitabile senza subirlo, guardare in faccia il reale aprendogli le porte.

Questa interrogazione, come una freccia, punta al centro delle soggettività di chi cura e di chi è curato ed è a partire da qui che il paziente può *separarsi* dalla propria malattia trovando delle peculiari modalità di mettersi in relazione con essa.

Per questo la cura non potrà che essere una, unica, particolare, perché, per essere tale deve porsi, come scrive Oliver Sacks, «al punto stesso di intersezione fra meccanismo e vita, alla relazione tra processi fisiologici e biografia» (Sacks, 1986, p. 13).

Sarà così il paziente, in prima persona ad essere artefice del proprio percorso di cura, sarà lui a trovare nuovi personalissimi sensi, nel luogo di una guarigione impossibile da raggiungere, proprio a partire dalla sua storia.

Ciò che permette questo difficile lavoro del lutto è la costruzione del legame tra curante e curato, quale contenitore che funziona da argine alla forza devastante del sintomo inguaribile e che, nello stesso tempo, può diventare porta di accesso al fondo della nostra umanità, quella esposta e impotente di Giobbe, dove incontrare il mistero dell'altro e di noi stessi.

Qui, da questi luoghi ultimi, deserti "ci diviene possibile invocare la presenza dell'altro non come soccorritore o complice ma come testimone della «straziante, insostenibile bellezza» della nostra umanità» (Stoppa, 2017, p. 88).

GUARDARE LE COSE DALLA PROSPETTIVA DELLA MORTE

«Ma perché essere qui è molto, e perché sembra che tutte le cose di qui
abbian bisogno di noi, queste effimere che stranamente ci sollecitano.
Di noi, i più effimeri».
Rainer Maria Rilke

Dalia

"Pensa o mortal che il mio destino, più che nol credi è a te vicino".
Epitaffio su una lapide nel chiostro della chiesa
di San Francesco a Lucca

Da quando quella brutta distorsione alla caviglia l'aveva costretta a lasciare nuovamente il lavoro e a starsene rinchiusa in casa, le tornavano alla mente avvenimenti apparentemente insignificanti, lontani nel tempo come se la sua storia non poggiasse sugli eventi grandi e importanti ma su queste cose piccole, ai margini della sua vita e della sua memoria, che ora si imponevano con forza e chiedevano di essere ricordate.

Erano diventate amiche in seconda elementare quando Dalia, dall'ultimo banco in fondo alla classe, un giorno alzò la mano, mentre la maestra spiegava le origini della città di Verona, per chiedere un qualcosa che apparentemente non aveva nulla a che vedere con l'argomento di cui stavano parlando.

La maestra la apostrofò con un sonoro: oca! Tutta la classe rise ma lei rimase in silenzio e le appoggiò la mano sul braccio mentre Dalia abbassava gli occhi. Da quella domanda apparentemente fuori luogo nacque la loro amicizia. Quando erano insieme, le loro menti correvano lontanissime, scivolando lungo un filo associativo imprevedibile che le portava lontano da ciò da cui erano partite e fu proprio quel filo sapiente a legarle, loro, apparentemente così diverse, lei estroversa e solare, Dalia timida e sempre ai margini, ai confini tra il mondo e il suo mondo.

Le loro menti e i loro corpi gioivano di quella libertà che scaturisce dalla percezione di essere amati al di là delle apparenze, proprio in ciò che non abbiamo da dare. Essere amati nella nostra domanda di amore.

E così aveva potuto conoscere anche un'altra Dalia, selvaggia e imprevedibile, che cozzava come un pugno nell'occhio con quella che veniva indossata tutti i giorni, cosa che, inizialmente, l'aveva sconcertata e un po' impaurita.

Quando giocavano nel giardino della sua casa, in campagna, si spogliavano dei loro bei vestitini, e, a piedi scalzi, saltavano come folletti scatenandosi in giochi acrobatici e spesso pericolosi; durante uno di questi Dalia si ferì un piede con un vetro che sbucava dal terreno e, correndo come una furia, saltellando sulla gamba buona, fuggiva come un animale ferito inseguito da una torma di cani, alla ricerca di un nascondiglio.

Poi, in alcune giornate grigie e nuvolose, le capitava di trovarla seduta sulle scale di casa, con la sua bambola, assorta in chissà quali pensieri.

A questi pensieri, sentiva, con la percezione confusa di bambina, di non avere accesso.

C'era una parte segreta in Dalia che la incuriosiva e che avrebbe voluto conoscere perché era gelosa di tutto quel mondo che lei le teneva nascosto.

E venne un giorno in cui Dalia la mise a parte del suo segreto: partirono con le loro biciclette fino ad arrivare al cimitero del paese, le mostrò dove parcheggiare ed entrarono.

Dalia incedeva sicura, come in un luogo familiare, era padrona della situazione e la guidava indicandole tombe, nomi delle persone, fiori e alberi finché, attraverso un cancello socchiuso, arrivarono in un piccolo cimitero sul retro, in abbandono, con sterpaglie e qualche fiore secco qua e là.

Camminando tra le lapidi leggevano le epigrafi soffermandosi proprio su quelle in cui le lettere erano scolorite e, alle informazioni mancanti, sopperivano con la loro immaginazione.

Di quelle storie lei, ora, non si ricordava più niente ma le rimaneva dentro, nel profondo, impresso in maniera incancellabile, il profumo di quell'oltre che avevano toccato, mescolato all'odore dei cipressi.

Giocarono, in quel piccolo cimitero, come sempre, nono-stante lei, all'inizio, fosse un po' intimorita nel farlo, là, in mezzo alle tombe, accorgendosi che quei giochi, in quel luogo, avevano un sapore diverso, erano gli stessi, ma erano loro, forse, a essere diverse.

Poi ognuna di loro scelse la propria tomba.

Da lì si guardavano, e ridevano, con una felicità che, proba-bilmente, non aveva più provato nella vita, fino a quando non rimasero in silenzio, a sentire i loro respiri affannati dalle risate, il vento leggero, i rumori del mondo in lontananza, i loro desideri.

Dopo la quinta elementare non si incontrarono più perché Dalia si trasferì.

Quando pensa a Dalia, la ricorda così, come quel giorno, seduta sulla sua tomba, vicina, così vicina come non mai, nel suo mondo ai margini che le aveva donato.

Il re è nudo

Come proseguire questo discorso verso le radici della cura, da questo luogo, dove la scrittura ci ha condotto in maniera imprevista ma *incedendo sicura*, luogo estraneo, ai margini, ma profondamente intimo? Da qui possiamo guardare le cose da un'altra prospettiva, come fa il *gaffeur*, nella celebre favola del re nudo di Andersen, nella trascrizione elaborata da Tolstoj.

Vladimir Jankelevitch aveva inserito questa favola tra due capitoli dello scritto Il *Non-so-che* e il *Quasi-niente* associando il gaffeur al tema della morte.

Di questa favola, Enrica Lisciani Petrini, nell'introduzione al libro *Pensare la morte?* di Vladimir Jankelevitch fa un mirabile commento: «Guardare le cose dal crinale della morte significa vederle nella loro nuda precarietà [...] ma non basta. Proprio come capita allo zar visto dal "Semplice" i cui occhi non sono ostruiti da nessun pregiudizio o sapere precostituito, significa vedere nella loro illusività tutti i vestiti di cui la vita è amman-tata [...] portarsi su quel dentro-fuori della vita equivale ad uscire dalle "raffinate costellazioni del mondo" per vederle nello specchio della loro profonda irrealtà, ma al contempo partecipare ad esse più salutarmente, senza idolatriche adesioni [...] Lo zar davvero vestito, coperto da veri, reali abiti non lo vedremo mai. Come a dire, non raggiungeremo mai una conoscenza certa delle cose; ogni generazione crede ai propri saperi, che come tanti abiti ricoprono la realtà, ma essi saranno sempre fittizi, illusori, irreali, [...] si tratta di prenderli maggiormente sul serio, proprio per non prenderli davvero sul serio. Restandone ai margini, appunto» (Lisciani-Petrini, 1995, pp. 17-18).

In questo viaggio verso le radici della cura, incontriamo il *Semplice*, una figura che, dalla sua posizione marginale, non ha timori di perdita, apparizione luminosa che ci rivela un'altra parte essenziale della cura, cura dell'altro, cura di se stessi.

La prospettiva privilegiata in cui ci pone l'incontro con la malattia e la sofferenza ci concede di poter partecipare allo sguardo del *Semplice* permettendoci di accedere alla vera salvaguardia di ciò che vive, perché è solo nel momento in cui i nostri occhi si aprono e possiamo vedere l'altro nella sua precarietà che ci accorgiamo di quanto sia per noi immensamente prezioso.

La vita si rivela nella sua struggente bellezza solo nel momento in cui la consapevolezza del nostro, del suo morire, scopre la sua esposta nudità.

La coperta

Sara, che da poco ha scoperto di essere affetta da una sclerosi multipla, prima di dormire, da piccola, aveva un rito, soprattutto nelle sere d'inverno, quando faceva freddo, quello di immaginare di coprire con tante coperte tutti i barboni del mondo e, solo dopo che ognuno aveva avuto la sua coperta, poteva addormentarsi serena.

Da adolescente, quando stavano per arrivare forti nevicate, pensò davvero di portare delle coperte a un barbone, accampato vicino alla sua casa, su una panchina verde che fungeva da tavolo, divano e letto. Lui, con una reazione scomposta, l'aveva scacciata, gridando che non aveva bisogno di niente.

Quel barbone, dopo qualche giorno, fu trovato morto, sulla sua panchina verde, coperto da qualche cartone.

Adesso, anche lei, che soffriva di una malattia inguaribile, sapeva che non tutto si può coprire.

La ferita che cura

Francesco Stoppa in *L'offerta al Dio oscuro*, riporta un'intervista, apparsa sul quotidiano "La Repubblica" il 22 dicembre 2000, ad uno scienziato statunitense, definito un guru della biogenetica, sulla clonazione.

Queste le parole di Gregory Stock: «Vi spiego come faremo i bambini pre-programmati. Vi spiego come sarà la svolta: gli uomini assumeranno il controllo della loro evoluzione, biologie umane e tecnologie saranno sempre più mescolate. Uomo e macchina saranno forse una simbiosi e un bimbo nato oggi si troverebbe fuori posto tra gli uomini del futuro».

Commenta Francesco Stoppa: «Il nemico non è dunque l'Uomo, che, anzi, si vuole sempre più sovrano, ma l'Altro che lo ha voluto mancante, segnato da un limite mortale» (Stoppa, 2002, pp. 46-47).

Le malattie per le quali non abbiamo armi, l'inguaribilità, sono ferite nel cuore di questo sapere che insegue la possibilità di una assoluta uguaglianza senza differenze, senza morte, per riuscire infine ad avere potere e padronanza sul segreto della vita, su quel biologico che confina con il mistero della nostra esistenza.

Sono questi ineliminabili resti che si *prendono cura* di un sapere - potere sganciato dalla finitudine dell'uomo e che riportano la dimensione della cura negli orizzonti della relazione con l'alterità.

È la consapevolezza che il sapere della scienza non può coprire tutto, che siamo scoperti, esposti, è l'assunzione coraggiosa della mortalità che ci può mettere in contatto con la nostra umanità, con la radice essenziale della cura, potendo così ritrovare «uno stupore in-fantile, ossia tale che [...] sappia vedere l'essere nudo in generale. Solo allora le effimere cose di qui sapranno che il loro bisogno di noi è stato sul serio accolto» (Lisciani-Petrini, 1995, p. 21).

La cera

Era seduta alla luce soffusa di una candela, le mani appoggiate in grembo, lui si sedette davanti a lei, lei alzò lentamente gli occhi e spostò la candela per poterlo vedere meglio.

Occhi spalancati di bambino che vedono per la prima volta il mare e non poté fare a meno di sorridere.

Lui la aiutò a sistemare le cose sul tavolo e le loro dita si sfiorarono.

Lei sorrise di nuovo.

Non c'era il tempo per pensare a quanto tempo era passato, tutto era sospeso nello stupore di un attimo indecifrabile.

Lui si alzò per uscire e inavvertitamente urtò contro la candela.

Era buio completo e lei sentì il dolore della cera calda che si spargeva sulla sua mano destra attaccandosi alla sua carne.

Tutto aveva conosciuto in quell'attimo o era forse una vita? Tutto aveva intuito di lui e di se stessa, come se le loro essenze fossero trapassate fuori, attraverso il loro corpo. Aveva visto il loro passato, il loro futuro, in quella folata di oltre che li aveva attraversati.

Vide un bambino che prediceva il futuro e una bambina che sapeva della morte, pomeriggi assolati di fronte al mare, lui seduto a gambe incrociate, assorto in quella sorgente nascosta di lei che aveva ricominciato a zampillare, notti di corpi intrecciati, di parole lunghissime, di dirsi senza dire, la sua testa appoggiata nell'incavo dell'ascella di lui.

Vide i vuoti di lui, a volte inspiegabili, i suoi falsi riempitivi, il tanto che non gli bastava.

Vide il suo pozzo di mancanza, il suo niente di scialuppa abbandonata.

Il suo scavare desiderio dentro di sé, mancanza di lui.

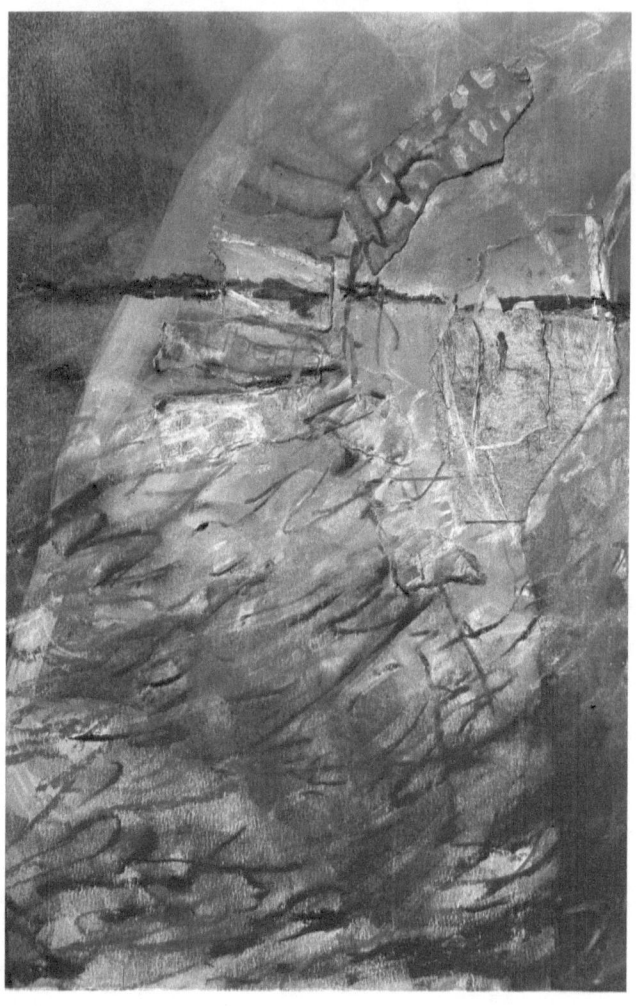

E poi anche il silenzio, vide, il buio, l'orlo dell'attesa, l'incomprensione, il rinchiudere l'altro in un sembiante che uccide.

La sorgente tradita, l'oltre che scompare, ahi dolore di assenza.

Fluire, fluire, per questo si erano incontrati.

Il tappo della paura.

Dell'illusione di essere immortali.

L'amore che resta e passa.

E resta.

Vide tutto in quell'attimo, inizio o fine?

Bambina che sapeva della morte.

Lui la aspettava fuori, faceva freddo, mise il mantello sopra la sua camicia di crinolina, staccò la cera che si era incollata alla mano e uscì, passi incerti verso ciò che aveva già vissuto, o non ancora? O non ancora del tutto?

Fino all'ultima goccia del calice.

Lui le prese la mano destra ma gli scivolò via tra le dita, la guardò con una domanda.

Lei sorrise e si incamminarono insieme.

Anche lei, nei suoi occhi, aveva una domanda.

È passata la bellezza e non è nostra

Siamo giunti alla bellezza, fragile, evanescente, palpitante, umile, incatturabile, arcana, evocatrice e creatrice della nostra vita, nel suo procedere leggera come un sogno, dietro la realtà, nel suo svanire quando le nostre mani diventano avide, mai veramente nostra, viene da quelle sorgenti del non conoscibile che sgorgano se sappiamo essere porte, varchi, vuoti scavati per lei, dal desiderio di lei.

Quella bellezza che, dalla malattia, si schiude come una preghiera, fiore della nostra precarietà.

È il vero che abbiamo toccato e non è nostro, la bellezza sempre è donata e ci vuole mendicanti.

Esserne i custodi è stare su quel crinale di consapevolezza del nostro passare, del suo passare, nello struggimento di quello che siamo.

Lo struggimento è il sentimento della bellezza in cui gioia e dolore si incontrano quasi a perdersi l'una nell'altro, è una emozione che tocca il corpo fino alle radici del nostro essere.

Custodirla significa rimanere in questo struggimento che ci sembra intollerabile ma che non vogliamo lasciare perché sentiamo che è l'esperienza ultima e unica della vita.

Custodire la bellezza è custodire l'amore.

Tutto passa, noi passiamo. Noi con la nostra tensione verso l'infinito, con la nostra commozione per la bellezza donata.

Ci riempie di stupore, soffia da non so dove, ci ama con la sua luce, quella che appare al prigioniero liberato quando varca la soglia della caverna.

Il prigioniero, nella rilettura del Mito della Caverna di Platone da parte del filosofo Alfonso Maurizio Iacono nel suo *Autonomia, Potere, Minorità*, è liberato non perché ha visto la luce, ma in quanto ha avuto l'opportunità di sperimentare sia l'ombra che la luce, potendo così pensare e vivere queste contraddizioni come entrambe vere.

Perché, come ci ricorda Simone Weil, il bello «è l'apparenza manifesta del reale. Il reale è essenzialmente la contraddizione. Perché il reale è l'ostacolo e l'ostacolo di un essere pensante è la contraddizione [...] La contraddizione non è pensata senza uno sforzo di attenzione. Perché senza questo sforzo si pensa o l'uno o l'altro dei contrari, non i due insieme e soprattutto non i due insieme come contraddittori. D'altra parte la contraddizione è ciò di cui il nostro pensiero tenta di sbarazzarsi e non può sbarazzarsi. È data dal di fuori. È reale [...] o lo spirito sostiene in se stesso la realtà della nozione simultanea dei contraddittori, oppure è sballottata dal meccanismo naturale delle compensazioni da un contrario all'altro» (Weil, 1975, pp. 43-44).

Un invito a stare in un punto di intersezione, con uno sguardo che contempla e accoglie le contraddizioni simultaneamente come vere, ad accettare la realtà, tutta, «la vita e la morte, il dolore e la gioia, le vesciche sotto i piedi estenuati dal camminare e il gelsomino dietro casa, le persecuzioni» (Hillesum, 2012, pp.138-139), perché uno sguardo trasformato è in grado di restituire al mondo la sua bellezza.

Ed è questa la grande consolazione che ci trasmette Etty Hillesum dal suo *Diario* scritto nei campi di concentramento nazisti.

Ma il pensiero di Simone Weil si addentra ulteriormente e ci conduce in luoghi inesplorati e forse inospitali: «Tutte le cose che io vedo, ascolto, respiro, tocco, mangio, tutti gli esseri che incontro, io privo tutto questo del contatto con Dio e privo Dio del contatto con tutto questo nella misura in cui qualcosa in me dice io. Posso fare qualcosa per tutto questo e per Dio se so ritirarmi. L'adempimento rigoroso del dovere semplicemente umano è condizione per cui io possa ritirarmi» (Weil, 1988, pp. 33-34).

Parole vertiginose che ci conducono ad una riflessione etica sul senso del nostro esserci.

La bellezza, testimoniata da Simone Weil e da Etty Hillesum, è in questa tensione a esserci per l'altro, che supera il valore di una singola vita.

Svuotarsi, farsi varco per permettere all'altro di rivelarsi, forse qui il senso più profondo della cura.

Qui dove la parola tace.

Il tempo della malattia, il tempo della cura:
sulla soglia dell'indicibile

«Ma essi sono davvero le nostre foglie d'inverno, il nostro cupo sempre-verde, uno dei tempi dell'anno segreto-non solo tempo-sono spazio, sito, suolo, dimora».

Rainer Maria Rilke

LA NOTTE OSCURA

«Il desiderio di luce produce luce».
Simone Weil

La lettera

Era notte e di notte non è come di giorno, la notte è per il sonno, per dimenticare le notti oscure della vita.

Era lì, dietro di lui che era inginocchiato di fianco al letto della moglie appena morta, in quella stanza spoglia di ospedale, fredda, era lì dietro di lui, come un'ombra della notte, affilato dai tanti suoi lutti.

Era lì, un'altra volta. Era in piedi o inginocchiato? Come tanti anni prima a fianco della persona amata.

Non doveva, lo sap3eva, entrare in questa sintonia dolorosa con quell'uomo, vecchio o bambino? Ma il serpente della morte striscia, entra in tutti i pertugi, l'ineluttabile, l'invivibile: «mio Dio come si fa? Mio Dio perché?»

Era in attesa, lo avevano chiamato di notte, lui, il messaggero di morte, per provare a parlare con quell'uomo.

E, nella sua mente, si rincorrevano ossessivamente quelle parole che i colleghi gli avevano detto al telefono di quella morte avvenuta poco prima del parto, un arresto cardiaco, poco prima del parto, del tutto inatteso, in una donna giovane e senza problemi, poco prima del parto, mentre aspettavano la lieta notizia, maschio o femmina?

Era nato con taglio cesareo, mentre lei era già morta, e continuavano a tentare di rianimarla, un bel maschietto, mentre continuavano a tentare di rianimarla e lei era già morta.

Cercò di fermare quelle parole e si ritrovò in attesa, sulla soglia, e la sua attesa era come la morte, un gelo che arresta tutto, e la voce non usciva e il corpo non si muoveva e le lacrime non scendevano.

Era fredda quella stanza, si rimise la giacca e provò ad andare verso di lui: «Aldo, venga, venga con me». Dove? Oddio, non qui da solo con lui.

Aveva lasciato andare via le due colleghe, due fantasmi infagottati nel dolore di quella notte, perché non ce l'avrebbero fatta a stare con Aldo.

Si avvicinò, anche lui in ginocchio, come tanti anni prima, nella fredda notte, senza lacrime, occhi senza vista, come tanti anni prima: «Aldo, venga, andiamo nella mia stanza».

E un pugno gli arrivò forte al cuore, da quegli occhi infuocati dal delirio dell'assenza, vita senza vita.

Aldo e i suoi pugni contro il muro del corridoio, mentre andavano nella sua stanza.

Farfugliavano entrambi. Quante ore erano passate?

Non sapeva che parte del giorno era in quel luogo senza porte e finestre.

Non ci sono porte da dove possono entrare le parole in quest'ora. Silenzio che parla, urla; l'impotenza urla contro questa vita, urla qualcuno da un letto mentre passano vicino ad un reparto.

Soli, due case senza porte e finestre, le parole urtano contro i muri e si ribaltano contro chi le ha pronunciate.

Ma bisogna stare, lì, immobili come la morte, presenti, in quest'ora.

Stanno arrivando i carabinieri, Aldo vuole fare denuncia. Aspettano, nude presenze senza volto, seduti, inginocchiati.

Il giovane brigadiere scrive il verbale, come chi scriveva le lettere per gli analfabeti, lettere da spedire al proprio amore, scrive e rilegge passo dopo passo quella lettera, corregge, scrive, seduti attorno a un tavolo, inginocchiati.

Poi rilegge la lettera. Aldo ascolta.

È finita, che ore sono? Che parte del giorno è? Soli, come case senza porte e finestre, soli, fa freddo.

La lettera di Aldo sul tavolo.

Silenzi: ascoltare l'indicibile

Arrivati a questo punto del cammino, è calato il silenzio, un silenzio pieno di tutte le notti di cui non si può dire. Da questo silenzio la parola nasce con fatica, non vorrebbe uscire, perché parlare è un dolore.

Non è il silenzio di cui scrive in un piccolo e prezioso libro, *Tacet*, Giovanni Pozzi: «Per parlare occorre tacere [...] Bisogna far tacere il lavorio del proprio pensiero, sedare l'irrequietezza del cuore, il tumulto dei fastidi, ogni sorta di distrazioni. Nulla come l'ascolto, il vero ascolto, ci può far capire la correlazione tra il silenzio e la parola. È l'analogo della musica. La si ascolta pienamente quando tutto tace intorno a noi e dentro di noi» (Pozzi, 2013, pp. 20-21).

Questo è un altro silenzio, un silenzio denso, solidificato, arido, un muro contro cui le parole rimbalzano tornando all'emittente.

Questo è un altro buio, diverso dalla notte, nella quale qualche piccola luce può insinuarsi, è un buio che entra nel corpo, lo schiaccia, lo soffoca, nei momenti estremi della nostra vita, quando ci sentiamo soli e abbandonati.

Di questi momenti, legati all'esperienza di una lunga malattia, scrive Maria Zambrano nel suo *Delirio e Destino*.

Una scrittura che riesce ad estrarre parole da un fondo indicibile che ci consolano e accompagnano nel nostro non riuscire a dire.

«Anche perché non si è mai stati del tutto vivi perché non è possibile esserlo interamente; quando quel qualcuno prigioniero, che smanioso vaga in noi, esce alla luce, non incontra quasi mai chi lo ha fatto uscire: se nell'uscire non compare nessuno, è perché la persona amata se ne è andata e noi incontriamo solo la negazione, il vuoto, il NO: tutti ignoriamo quello che significa, fino a quando non siamo passati attraverso l'esperienza del negativo. Sappiamo solo che lui, colui che attendevamo non è lì, né vicino, né lontano. Allora ci rendiamo conto che viviamo completamente soli [...] Si può morire pur rimanendo vivi; si muore in molti modi [...]» (Zambrano, 2000a, p. 15-16).

Nell'esperienza della morte, della perdita o di una malattia che ci strappi dalle relazioni che quotidianamente viviamo, sommamente nell'esperienza di essere rifiutati, rigettati, viviamo realmente una morte perché il nostro essere è costituito dalla presenza dell'altro che amiamo e ci ama. Nell'amore scaviamo spazi di carne per ospitare l'altro e ogni abbandono è un'amputazione.

Il dolore fisico e psicologico, la malattia, soprattutto quando essa comporti delle alterazioni funzionali rilevanti, ci fanno confrontare con il peso di un corpo che si riduce a corpo strumentale alla soddisfazione di bisogni, schiacciando la persona al suo reale di organismo.

La medicina stessa, inseguendo l'ideale del benessere fisico, tende a ridurre il soggetto a corpo spogliato della sua soggettività e il suo sapere rischia di trasformarsi in uno strumento di potere sull'altro, potere accordato dal consenso della collettività.

È necessario, sia in ambito sanitario sia all'interno delle nostre relazioni, recuperare spazi di parola, a partire dalla consapevolezza che l'uomo non è solo corpo di bisogni, ma è anche e innanzitutto soggetto di desiderio.

Dare la possibilità, a chi vive con sentimento di indegnità e di vergogna questa esperienza di *essere un organismo*, di riprendere la parola, è la prima priorità terapeutica in ambito medico e il più importante dovere di umanità nelle nostre relazioni perché, in questo modo, chi è in stato di sofferenza, può prendere le distanze dal proprio reale somatico e diventarne in qualche maniera *responsabile*.

Dare l'opportunità di raccontare la propria storia, è un compito di civiltà ed è uno spazio di cura, non solo per l'altro ma anche per noi che ascoltiamo.

Ascoltare l'indicibile, condividere l'impotenza dell'altro a dire, perché la parola *vera*, quella parola di silenzio che è un ponte lanciato sul nulla, è proprio quella che da questa impotenza nasce e che può sottrarci dalla morte in vita.

È necessario, tuttavia, un tempo, perché questa parola possa prendere forma, nel quale siamo obbligati a fermarci, come accade, in un racconto di Maria Zambrano, ad Aristotele che, «salito nelle alte sfere», incontrò i Pitagorici che lo aspettavano.

Gli consegnarono una lira e degli spartiti musicali. Aristotele cominciò a studiare, ma si chiedeva il perché di quella strana situazione in cui nessuno lo veniva a cercare.

Dal momento che la risposta non arrivava non gli restava che aspettare e, in questa attesa, si applicava sempre di più allo studio della lira che era l'unica cosa che potesse fare e si appassionò a questo strumento.

«Ma, dato che non si vedeva nessuno, di tanto in tanto, allarmato si chiedeva: cosa si nasconde in questa situazione? [...] La chiave di tutto era la sentenza di uno dei cosiddetti pitagorici, uno di quelli più trascurati [...] Il detto diceva così: "La musica è l'aritmetica inconsapevole dei numeri dell'anima". E solamente quando Aristotele avesse trovato, e non solo in teoria, i numeri della sua anima e li avesse fatti suonare, sarebbe uscito da lì» (Zambrano, 2000a, pp. 293-294).

Attraversamenti

Continuano a risuonare le ultime parole del racconto di Maria Zambrano *La condanna di Aristotele*: «Si deve passare attraverso tutto; si devono attraversare gli inferni della vita per arrivare a sentire i numeri della propria anima» (Zambrano, 2000a, p. 294).

E continua a insistere nella nostra mente la figura di Aristotele, imprigionato in un luogo che non è prigione, dove «nessuno faceva la guardia alle porte, nessuno doveva venire a cercarlo, [dal quale sarebbe uscito] senza incontrare resistenza, ma solo ascoltando i numeri della sua anima nelle corde della sua lira, se mai avesse sentito suonare quei numeri» (Zambrano, 2000a, p. 294).

Questo racconto è inserito da Maria Zambrano in *Delirio e Destino*, libro che ci è stato compagno in questo percorso. Nella prima parte di quest'opera la filosofa descrive l'esperienza della sua lunga malattia che, tra il 1928 e il 1929, la costringe ad un periodo di completa solitudine ed immobilità non lasciandole altro che «quel qualcosa chiamato se stessa […] un quasi nulla» (Zambrano, 2000a, pp. 2-22).

La malattia, come altri momenti in cui si presentano le prove della condizione umana, è un tempo che insiste perché rimaniamo a contatto con la nostra nudità in un patire cui siamo assoggettati senza apparente senso e significato, attirati nel fondo di noi in un cammino che riceve luce dal buio.

È quello che ci appare buio che si rivela, invece, essere nuova luce, in un percorso in cui si devono talvolta abbandonare gli abituali riferimenti, lasciandosi guidare dall'oscurità.

Sono esperienze queste, della malattia e del dolore, in cui ci confrontiamo con gli orizzonti dell'inesprimibile e dell'indicibile, con il mistero del vivere e del morire; la nostra abituale modalità di conoscenza, oggettivante, non riesce ad arrivare in questi luoghi, spelonche, né trova parole per dire, per dirsi, per raccontare, per scrivere.

Dobbiamo affidarci ad altri linguaggi, altri orizzonti di ricerca, altre umane possibilità del vivere, per provare ad accostarci a tali attraversamenti.

La parola poetica ci può avvicinare al mistero di queste esperienze, come in san Giovanni della Croce, grande poeta e mistico spagnolo che nella sua *Notte oscura* percorre le tappe che portano l'anima all'unione con Dio (ma tali tappe possono essere anche quelle di ognuno di noi alla ricerca di un nuovo possibile senso della vita quando esso ci risulti oscuro):

«Nella felice notte, / segretamente, senza esser veduta, / senza nulla guardare, / senza altra guida o luce / fuor di quella che in cuore mi riluce» (della Croce, 1991, p. 7).

E san Giovanni della Croce commenta: «Deve quindi poggiarsi alla fede oscura, prendendola per guida e luce, senza attaccarsi a cosa che comprende, gusta, sente e immagina, poiché tutto ciò è tenebra, da cui sarà tratta in errore» (della Croce, 1991, p. 75).

Parole, queste, che si riferiscono ad un orizzonte di ricerca spirituale ma che hanno la capacità di addentrarsi e di cogliere le radici esistenziali delle esperienze di dolore e malattia che attraversiamo nella vita.

Per questo un altro grande poeta, Rainer Maria Rilke, può esclamare: «Quanto care sarete per me, allora, o notti di afflizione. Che io non v'accolsi, inconsolate sorelle in ginocchio […]» (Rilke, Elegia X, p. 97).

La notte, l'oscurità, a cui ci affidiamo, diviene *sorella*, mano amorevole che ci conduce alle sorgenti di un sentire originario, oltre l'apparente insensatezza della malattia, perché la vicenda umana di ognuno di noi trova il suo inizio logico e si storicizza proprio grazie all'assunzione che compiamo in prima persona di determinati eventi decisivi dell'esistenza.

Solo questa consapevolezza e questa presa di posizione faranno sì che questi fatti divengano in senso pieno esperienze, cioè momenti costitutivi della nostra identità.

In questa direzione il tempo della malattia è già un tempo di cura, «è un risvegliarsi per poter avere anche un proprio sogno e non essere più solamente creature sognate, ombre di sogno, sonnambuli della storia, per poter "vegliare sul proprio sogno"» (Prezzo, 2000, p. XIII, XV).

Tempo di attesa, in questo grembo oscuro, in cui rimanere, vegliando fino alle prime luci dell'aurora.

VERSO L'AURORA

Rileggendo Simone Weil, Maria Zambrano, Cristina Campo e san Giovanni della Croce

> «*Incorporea la chiarezza del mattino danza*».
> Maria Zambrano

Apparizioni

Sulle mura di questa città, un passero si ferma, immoto, sembra guardarla, un impercettibile movimento del piede e improvvisamente vola via.

Silenzio, è mattina presto; le scarpe si bagnano nell'erba, mentre cammina con la sua stampella, un ritmo ormai acquisito le fa gustare il muoversi del corpo.

Pensieri che passano e si dileguano.

In lontananza, il rumore di alcune macchine.

Un ragazzo la oltrepassa correndo.

Si siede per riposare su antiche pietre in uno spiazzo, alcuni giochi, una bambina con la mamma: corre da un gioco all'altro, li prova tutti, poi si ferma su un'altalena che oscilla, come gli alberi, mossi dal vento.

La luce comincia a filtrare tra le nuvole spesse, scompare e riappare.

I canti degli uccelli si chiamano, si rispondono con suoni e ritmi diversi, si affievoliscono e poi riprendono.

La bambina ricomincia il giro dei giochi e stavolta si ferma su uno scivolo, a pancia in su, a guardare le nuvole.

Pensieri che passano e si dileguano.

Niente di fermo verso cui tendere.

Le mura cominciano ad animarsi, si alza, riprende la sua passeggiata.

Passa davanti al laghetto in cui, dice la leggenda, morì Lucida Mansi, nella sua carrozza in fiamme trainata dal diavolo.

DORIS BONETTI, QUANDO LA MALATTIA CURA

Si incammina lungo la discesa delle mura, davanti a lei sta salendo una signora, curva, con il suo deambulatore, si incrociano.

Terminata la sua discesa, si gira, non sa perché.

La vede ancora, sta salendo, la guarda camminare, il suo corpo curvo, le mani forti sul deambulatore, la lentezza oscillante dei suoi passi, la segue fino a dove i suoi occhi vedono, sempre più piccola, attaccata al filo del suo sguardo che non vorrebbe lasciarla, fino a quando scompare.

Una bambina, tutte le mattine, all'alba, nel letto di una camera in pietra, nella casa della nonna, immersa nella campagna, sente il canto di un uccello, lo riconosce, in mezzo agli altri, come cantasse per lei, perché solo lei lo ascolta, con una melodia che sembra parola.

Lo aspetta, quando non lo sente cantare, e lui arriva, ogni mattina, all'alba, per poi svanire sommerso dai cinguettii degli altri uccelli. Impara, con il tempo, a capire, che è solo nel momento del risveglio, all'alba, che lui canta per lei e quando, nell'attesa del suo stupore, nell'imminente arrivo del suo abbandono, ogni volta lo sente, sa già che questo canto è il canto di un istante. L'attimo in cui lo sente è già quello in cui non c'è più.

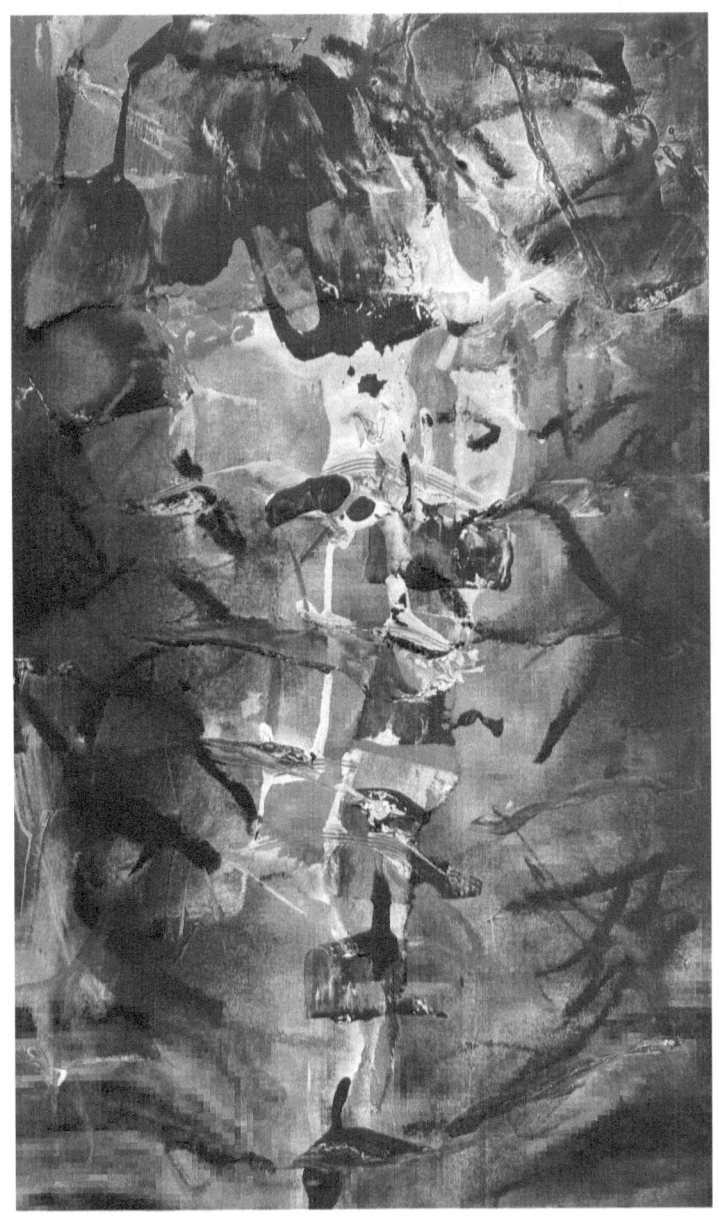

Per amore

Solo la parola del poeta e del mistico può provare a gettare un ponte verso le regioni dell'ineffabile, solo essa può uscire «nella felice notte, segretamente senza esser veduta» (della Croce, 1991, p. 7) e fare un salto verso l'alterità anche quando tale alterità sembra negarsi.

Ma già in questa notte è presente la luce.

La notte rimanda all'aurora, così come il silenzio alla parola, e in ogni aurora è ancora presente il sentire della notte così come in ogni parola è pienamente presente il silenzio da cui essa sorge e in cui sta per svanire.

Ogni esperienza dell'umano vivere sfuma verso l'altra in una ricerca di alterità senza fine.

Così, anche nell'oscurità della sofferenza e della solitudine, si insinua il tenue chiarore della speranza e, attraverso di essa, le cose intorno ricominciano a parlare, con voce sussurrata, guidandoci nel buio della nostra notte.

E ci facciamo accompagnare dalla parola poetica di San Giovanni della Croce che ci invita ad uscire, senza timori: «O notte amabil che mi hai guidato! O notte amabil più dei primi albori!» (della Croce, 1991, p. 7), perché non ci si ritrova per caso nella notte ma si esce verso di lei.

Come il nomade di Maria Zambrano nel suo *Dell'Aurora*: «Ogni peregrinazione si intraprende nella notte, quando si esce dalla casa, che non è che una tenda. Il nomade predecessore del pellegrino, è un essere notturno, maestro nel nascondersi nella notte [...], senza un cammino, senza un cammino vero e proprio [...] Ma così, senza predeterminazione, lasciandosi guidare, nell'oscurità, dal rumore di una fonte, dalla colomba promessa, dall'acqua che sgorga anche di notte, dal sibilo dei venti. Per amore. Per l'amore che dimentica la paura, perché soltanto ama. Per l'innamoramento della bellezza delle creature [...] E ogni cosa perisce e si dissolve, meno il Volto appena intravisto nella bellezza. La bellezza per cui si è esposto al rischio, perdendosi, dimentico del potere; amore senz'ombra nella notte del senso, che come ogni cieco riceverà inaspettatamente la sua lampada» (Zambrano, 2000b, pp. 97-98).

Si esce nella notte, con il rischio di perdersi, «con ansie, in amori infiammata» (della Croce, 1991, p. 15), per amore di quella bellezza dell'oltre che ci attraversa, pellegrini su questa terra, e la notte contiene già in sé la sua aurora, come il silenzio la sua parola.

Così possiamo abbandonarci a questa tenebra che ci conduce, «più sicura che il sol del mezzogiorno» (della Croce, 1991, p. 7).

Questo procedere nel buio, porta ad affidarsi ad un sentire che alberga in celle segrete del nostro profondo, ed è un'esperienza che affina l'essere nello stare, presente, sveglio, attento ad ogni comparire e scomparire, in un moto di abbandono ad un altro che abita in noi e che sollecita il nostro cammino, unificati dall'attenzione in ogni attimo e solo in quello, nel qui dell'esperienza di oltre che ci è concesso vivere.

Attenzione, Cura e Poesia

Ogni conoscenza non può che procedere dall'amore e avvenire attraverso di esso; non ci soffermiamo su qualcosa, infatti, se, in qualche modo, non ne siamo attirati.

La via della conoscenza sembra quindi andare in una direzione opposta a quella del sapere perché mira non al possesso ma all'incontro e, per questo, non può mai dirsi conclusa perché tende al mistero dell'alterità.

Così, per Maria Zambrano, è necessario che la filosofia occidentale sappia farsi poetica ritrovando alle proprie radici lo stesso stupore della poesia nell'incontro con il mistero delle cose, quando ancora sono senza nome e si offrono nella loro incatturabile bellezza come un dono inaspettato.

«La cosa del poeta non è mai la cosa concettuale del pensiero, ma la cosa complessissima e reale, la cosa fantasmagorica e sognata, quella inventata, quella che ci fu e quella che non ci sarà mai. Vuole la realtà, ma la realtà poetica non è solo quella che c'è, quella che è, ma anche quella che non è, abbraccia l'essere e il non essere in ammirevole giustizia, caritativa» (Zambrano, 1998, p. 37).

Attraverso le parole della filosofa comprendiamo che il lavoro poetico è in antitesi con quello dell'immaginazione che tende a deformare ciò che incontra rivestendolo delle proprie passioni. La poesia richiede un costante esercizio di attenzione nella forma della vigilanza a ciò che accade dentro se stessi e dell'ascolto contemplativo della realtà.

Come scrive Cristina Campo: «L'attenzione è il solo cammino verso l'inesprimibile, la sola strada al mistero. Infatti è solidamente ancorata nel reale, e soltanto per allusioni celate nel reale si manifesta il mistero» (Campo, 1987, p. 167).

Di questa stessa attenzione che è alla base della creazione poetica si nutre la cura in ogni umana attività.

La poesia e la cura sono in fondo animate dalla stessa tensione etica che consiste nel tutelare quella zona oscura e segreta, quel punto intangibile e inconoscibile in cui si radica e fugge la libertà dell'essere, salvaguardandolo dall'inglobamento fagocitante della comprensione.

Sul tema dell'attenzione ha scritto pagine radicali Simone Weil nel suo *Attesa di Dio*.

Parole che possiamo ascoltare e riascoltare trovandone sempre nuove risonanze, nelle esperienze e negli accadimenti della nostra vita.

L'attenzione, scrive la filosofa, non è uno sforzo muscolare, non è la volontà, infatti, che può guidare l'attenzione, ma essa può essere sollecitata solo dal desiderio, quando vi siano piacere e gioia.

«L'attenzione è uno sforzo, forse il più grande degli sforzi, ma è uno sforzo negativo [...] è distaccarsi da sé e rientrare in se stessi così come si inspira e si espira [...] L'attenzione consiste nel sospendere il proprio pensiero, nel lasciarlo disponibile, vuoto e permeabile all'oggetto, nel mantenere in se stessi, in prossimità del pensiero, ma a un livello inferiore e senza che vi sia contatto, le diverse conoscenze acquisite che si è costretti ad utilizzare. Nei confronti di tutti i pensieri particolari già formati, il pensiero deve essere come un uomo in cima alla montagna, che, guardando davanti a sé, al tempo stesso percepisce, pur senza guardarle, molte foreste e pianure sottostanti. E soprattutto il pensiero deve essere vuoto, in attesa, non deve cercare alcunché, ma essere pronto ad accogliere nella sua nuda verità l'oggetto che sta per penetrarvi» (Weil, 2008, pp. 196-198).

Un'attesa dell'altro, che è attesa del dono del suo esserci, effimero, nascente e morente, in una vertigine che non potrà mai essere completamente compresa. Solo la lingua della poesia ne può dire, dicendo e nascondendo, aprendo un passaggio verso il fondo misterioso delle cose, alle quali il poeta si offre in una relazione intima di amore.

La cura poetica ci indica un altro modo di abitare il mondo, di entrare in relazione con le creature che ci circondano perché «sembra là per accomiatarsi da loro, per ricordarle agli uomini, teneramente, dolorosamente, prima che siano estinte. Per scrivere i loro nomi sull'acqua: forse su quella stessa onda levata che fra poco le avrà travolte» (Campo, 1987, p. 149).

Un "rovesciamento radicale"

Questo sentimento di precarietà comporta un cambiamento di prospettiva radicale nel modo di guardare noi stessi e l'altro.

Ciò che ci muove non è più il desiderio di afferrare e di manipolare l'altro ma, piuttosto, quello di rimanere in ascolto come quando, con gli occhi chiusi, cerchiamo di conoscere qualcosa attraverso il movimento delle nostre mani, sfiorandone i contorni, ascoltandone il respiro, nel fluire di un incontro.

Si tratta di lasciare più che voler prendere e trattenere abbandonando il nostro desiderio di cattura.

Il potere sulle cose lascia il posto all'attenzione per accogliere la pienezza di una presenza, in un lavoro di diminuzione di sé che prende avvio dal limite da cui siamo inesorabilmente segnati, quando, nell'attrito con il terreno accidentato della vita, con i suoi buchi, le sue fessure, ne diventiamo dolorosamente consapevoli.

È il momento della crisi.

In una recente pubblicazione, Francesco Stoppa recupera il concetto di crisi, come suggerito dal filosofo Massimo Cacciari in un suo recente saggio sull'Umanesimo.

Scrive che per gli antichi, *Krisis*, non equivaleva alla malattia, ma rappresentava, per chi ne era attraversato, una precisa e profonda reazione interiore.

È il soggetto, scrive, che: «Deve saper scavare un solco al proprio interno, trovare il coraggio di guardarci dentro, e in qualche modo reinventarsi. Non potrà rimanere esattamente ciò che era, c'è qualcosa che dovrà tenere e qualcosa che dovrà lasciarsi alle spalle [...] Decidere significa operare un taglio e ciascuno dovrà scegliere cosa staccare da sé» (Stoppa, 2021, p. 39).

Crisi è la presa d'atto di un ineluttabile, un insuperabile che ci costringe a fermarci.

L'ostacolo, quale limite inaggirabile, in questa prospettiva, non è un impedimento ma può diventare uno strumento di lavoro.

Siamo invitati a sostare, davanti alla densità dell'impenetrabile, rinunciando all'esercizio della volontà che vuole imprimere direzioni alle cose perché è in questa attesa il segreto della conoscenza, quella che si acquisisce per via dell'amore[1].

---

[1] È andato perduto il significato che il termine conoscenza aveva nell'antichità. Nella lingua semitica il termine *jadac* (conoscenza) è utilizzato in Genesi 4, 1-2, in riferimento all'unione carnale tra Adamo ed Eva. L'unione carnale con l'altro è una conoscenza d'amore, che avviene attraverso il corpo. Nello stesso modo in Isaia 53,3 il termine conoscenza riferito alla sofferenza sta ad indicare un'esperienza del corpo. Umberto Galimberti in una revisione storico filosofica (Galimberti, 1987,

Non un'attesa quietista ma vigilante e attenta pronta ad accogliere il tempo opportuno quando esso si presenti come «lo schiavo che, mentre il padrone è a una festa, veglia e sta in ascolto vicino alla porta per aprire non appena senta bussare. Il padrone, allora, lo inviterà a tavola e gli servirà lui stesso da mangiare. Soltanto questa attesa e attenzione obbligano il padrone ad un simile accesso di tenerezza» (Weil, 2008, p. 19).

Anche in Simone Weil, come in Maria Zambrano, riecheggia l'insegnamento della mistica perché «in realtà ciò che avviene nel misticismo non è qualcosa di alieno all'umano, né cosa da impostori e neppure da folli, come riteneva il positivismo. Per strana che si ritenga la comparsa dei mistici nel genere umano, la loro grande corrente, tanto feconda e inestinguibile è lì per farci meditare: per far meditare e pensare che l'evento mistico, ha, per lo meno, il suo fondamento nella natura umana, in una sua possibilità, in una condizione che nella mistica si rivela più che in ogni altra cosa» (Zambrano, 1997, p. 113).

Poesia e desiderio in San Giovanni della Croce

«Vi è una terra gialla bruciata da un fuoco che non è quello del sole e che sembra scaturire dalle sue stesse viscere e, su di essa, una piccola città vibrante. [...] Sulla rupe più alta, più nuda e più difficile quattro pareti e un tettuccio, [...] in due metri di terra appena sufficienti ad impedirgli di precipitare: è la casa di san Giovanni della Croce [...] Egli è il poeta [...] ma il poeta è il "santo"» (Zambrano, 1997, p. 111).

---

pp. 51-63), giunge alla conclusione che il dualismo anima-corpo è un modello concettuale inaugurato da Platone e ripreso successivamente da Cartesio, con la scissione tra *res cogitans* e *res extensa*, divenuto il modello decisivo per la divisione tra scienze della natura e scienze dello spirito. Prima di Platone, la tradizione greca e quella ebraica, non conoscevano tale dualismo, per cui l'uomo non era concepito come un'anima che ha un corpo ma come un corpo in relazione con il mondo.

Così, nel suo *San Giovanni della Croce, dalla Notte oscura alla più Chiara Mistica,* Maria Zambrano ci descrive il suo ritorno nei luoghi in cui era vissuto san Giovanni della Croce, in Spagna, sua amata terra natale, da cui rimase esiliata per tutta la vita, come se anche il suo sapere, per germogliare, dovesse ritrovare le proprie radici.

Per Maria Zambrano mistica e poesia non sono due entità separate: entrambe hanno alla loro base un tratto distintivo che è, per la filosofa, la *precisione* che sostituisce la *chiarezza* della luce sulla quale si è fondata la filosofia occidentale.

Potremmo, forse, dire che la *precisione* è un effetto dell'attenzione perché, come scrive Cristina Campo, è la stessa parola a svelare «istantaneamente a quale grado di attenzione sia nata. Lo svela col suo peso terrestre e sopraterrestre: tanto più rispettato, tanto più circondato di silenzio e di spazio quanto più intenso è stato il tempo dell'attenzione» (Campo, 1987, p. 169).

È questa stessa attenzione ad avviare, nell'esperienza mistica un processo di spogliamento da rivestimenti e possessi come accade «nella crisalide che disfa il bozzolo dove giace, avvolta come in un sudario; che divora il suo stesso corpo per trasformarlo in ali, che baratta ciò che pesa con ciò che invece vale a liberare da questa libertà asservitrice» (Zambrano, 1997, p. 114).

Una pratica ben raccontata in alcuni versi della *Salita Al Monte Carmelo* da san Giovanni della Croce; eccone alcune strofe: «Per arrivare a sapere tutto / non voler sapere nulla in nulla. Per arrivare a godere tutto / non volere godere nulla in nulla. Per arrivare a possedere tutto / non voler possedere nulla in nulla. Per arrivare a essere tutto / non voler essere nulla in nulla [...] E quando tu giunga ad avere il tutto, / tu devi possederlo senza volere niente» (della Croce, 1991, p. 61).

Tuttavia, potremmo chiederci, che cosa spinge san Giovanni della Croce a questo sacrificio? Qual è il desiderio che lo slancia in questa ricerca che non trova requie se non in una meta che non conosce ma che in qualche maniera sembra attirarlo?

«In cerca del mio amore, / andrò per questi monti e queste rive, / non coglierò mai fiore, / non temerò le fiere, / supererò i forti e le frontiere» (della Croce, 1991, p. 493).

Non è uno scartare le cose della vita perché prive di valore che, anzi, esse si ergono in tutta la loro trasfigurata bellezza attraverso le parole del poeta. Quello che sembra essere in gioco non è l'oggetto della relazione ma la relazione stessa, quell'aspirazione, rappresentata dal desiderio, che spinge ad uscire da se stessi.

In questo viaggio, alla ricerca dell'amore, san Giovanni della Croce compie un'operazione di spogliamento del proprio desiderio dalle brame di conoscenza, di godimento, di possesso, di affermazione narcisistica, di appagamento, quel desiderio per cui le cose hanno valore e sussistenza solo in quanto strumenti di soddisfacimento.

La domanda che guida la ricerca di san Giovanni della Croce è se possa esistere un desiderio in relazione all'altro in quanto fine del nostro desiderare. Cosa resta di questo desiderio vitale dopo che lo abbiamo spogliato di tutte le sue spinte strumentali? E resta qualcosa?

La notte oscura di san Giovanni della Croce è questa domanda dalla quale il mistico si lascia guidare nel suo itinerario spirituale, abbandonando i propri riferimenti abituali.

Un percorso di apparente annientamento quello di san Giovanni della Croce, tuttavia, ciò che resta alla fine di questo viaggio, anche per noi che lo possiamo assaporare, è il frutto della poesia, segno di una tensione all'incontro con l'altro proprio in quanto altro, davanti al quale possiamo rimanere in attesa, così, inutilmente.

Lo spogliamento dalle nostre pretese sull'altro diviene così un atto necessario per incontrarlo.

La poesia stessa è testimonianza di questo desiderio inafferrabile come le cose del mondo che, nella poesia, ci toccano nella carne e si mostrano a noi nella loro assenza, come scrive Maria Zambrano: «Le cose sono nella poesia per assenza che è il loro lato più autentico» (Zambrano, 1996, p. 123).

Forme del vuoto, ma di un vuoto unico e particolare che è quello della cura poetica che le ha incontrate. Perché il desiderio del poeta punta al reale, a ciò che non può essere simbolizzato e il dire poetico è la concavità pulsante che restituisce la forma attraverso la parola.

Leggiamo e rileggiamo una poesia e quello che ci commuove e ci fa sussultare nel profondo non lo possiamo mai raggiungere, la poesia scava in noi un anelito di vita e di bellezza proprio a partire da ciò che ci manca e ci mancherà sempre.

San Giovanni della Croce, il poeta, ci regala questa mancanza come frutto maturo del desiderio, ormai unito all'amore, sua sostanza, quale tensione instancabile all'incontro con l'altro.

E così può scrivere Maria Zambrano: «Non è il nulla, il vuoto ciò che attende l'anima al suo uscire (dalla notte oscura), né la morte, bensì la poesia, dove si trovano interamente presenti tutte le cose [...] Tutto, tutto è presente, con una fragranza che lo fa come appena uscito dalle mani del Creatore» (Zambrano, 1997 pp. 118-119).

La cura inutile

La poesia, traccia dell'esperienza di questo incontro sul confine dell'indicibile, si dona alla relazione con l'altro.

È lo slanciarsi inutile dell'amore verso l'altro a distruggere la nostra *hybris*, la nostra autosufficienza che ha strappato le nostre radici di dipendenza dal tutto rendendoci distruttori del mondo, delle relazioni che ci circondano.

Rimanere fuori di noi, in attesa, in uno slancio inutile, etico proprio perché inutile, è il grande insegnamento che la mistica può offrire all'epoca contemporanea.

Qui in questo centro, forse intravediamo le radici più profonde della cura e anche la possibilità di abitare il nostro spazio e il nostro tempo in un modo nuovo.

Svelando il rimosso del nostro dipendere, san Giovanni della Croce ci insegna che è possibile giungere ad una nuova libertà perché è prendendo atto della necessità da cui dipendiamo e in cui siamo accolti che la vita può germogliare.

È essenziale amare questa necessità, in quanto verità, sopportando la contraddizione tra questa condizione creaturale e le nostre aspirazioni, in attesa, al centro, tra le braccia della croce, come al centro dell'umiltà di san Giovanni della Croce: «San Giovanni ci mostra che si può aver cessato di vivere senza essere nella morte, che vi è un regno più in là di questa vita immediata, un'altra vita in questo mondo, nella quale si gusta la più recondita realtà delle cose» (Zambrano, 1997, p. 119).

Un dono da queste pratiche "inutili", la mistica e la poesia, che rivelano con precisione che cosa è la cura: lo scavare spazi vuoti, dentro di noi, prima che l'altro arrivi, spazi preparati per lui.

Custodire questi spazi permette di proteggere il luogo inafferrabile e indicibile in cui abita la libertà dell'altro.

Al contrario del discorso della scienza che cerca di riportare ogni cosa all'interno del proprio sapere, di «aprire alla comprensione perché nulla resti nell'ineffabile» (Stoppa, 2002, p. 45), la parola poetica, la parola mistica, si fanno strumenti di relazione, rivolti alle cose, presso di loro, evocandole e proteggendole dalla morte della appropriazione.

Le cose del mondo non sono strumenti di godimento ma fini, per questo il mistico e il poeta diventano essi stessi strumenti, per stare in relazione con loro.

Un dono per noi, per questo mondo, che ha paura di scavare, pieno del suo dolore, pieno di tanto niente, un dono di bellezza e di pienezza.

«*Ancora oggi, sempre lo stesso paesaggio: la piccola città vibra, accesa di torri dorate e di altissimi pioppi; il fiume attraversa ancora l'albereta, serenamente, pacificamente. L'acqua purissima continua a formare il manto della piccola vergine bruna, e, tra le rocce più nude, più alte, più desolate, sta sempre quella grotta "della notte oscura"*» (Zambrano, 1997, p. 126).

La cartellina

Mario arriva tutto trafelato all'appuntamento; è in ritardo perché non è riuscito a trovare un parcheggio.

Viene a visita per un dolore urente al braccio sinistro da qualche mese; è mancino.

Ha una cartellina in mano, piena dei vari accertamenti effettuati che tiene stretta in grembo perché, le dice, prima di fargliela vedere, vuole essere lui a parlare del suo problema.

Lei tenta di sedare la sua fretta, è in ritardo con le visite e sa che quel giorno ha in programma degli appuntamenti con pazienti che presentano disabilità gravi al cui confronto, la problematica di Mario, le sembra di scarso rilievo.

Mario è un pensionato, faceva l'agricoltore, due anni fa ha subito un intervento chirurgico di protesi alla spalla sinistra che era usurata dall'artrosi. A causa della pandemia non ha potuto completare l'intervento riabilitativo ma il recupero dei movimenti della spalla è stato discreto. Da qualche mese è comparso un forte dolore al braccio sinistro per il quale ha effettuato numerosi accertamenti e visite che non hanno portato a definire la causa del problema.

Alla fine di questo percorso il medico di famiglia ha richiesto una visita fisiatrica.

Il tempo passa, il temario per una visita è di venti minuti, lei comincia ad agitarsi sulla sedia, sbircia l'orologio e tenta in qualche maniera di farsi consegnare la cartellina che, tuttavia, Mario tira ulteriormente a sé dicendole in maniera esplicita che ha bisogno di essere ascoltato. Mario non è di quei pazienti che arrivano in ambulatorio e che, senza nemmeno sedersi, sono già sul lettino spogliati.

La sua richiesta la calma e lei si arrende all'ostinazione del paziente, smette di guardare l'orologio e si mette in ascolto.

Mario termina il suo racconto, lamentandosi di come questo dolore lo limiti nella raccolta delle olive tanto da averlo costretto a interrompere questa attività.

«L'anno scorso è morta mia moglie e, questa occupazione, in qualche modo, mi distraeva da questo doloroso lutto», le dice.

Poi rimane in silenzio.

Lei può finalmente aprire la cartellina e sfogliare quel fascicolo denso: dagli accertamenti sono emersi vari problemi e alcuni colleghi hanno anche tentato delle terapie senza riuscire a risolvere il problema.

Inizia a visitarlo e, durante la visita, Mario ricomincia a parlare.

Ogni parte del corpo che lei tocca contiene una storia della sua vita, come un libro che si offre alla lettura. Quando si sofferma sui problemi del collo, Mario le racconta di quella volta che cadde dall'albero; quando visita il polso destro, dove l'elettromiografia ha rilevato una compressione del nervo mediano, le parla di tutte le olive raccolte nella sua vita e del procedimento per fare l'olio; quando valuta la spalla, le racconta del suo intervento riabilitativo interrotto durante la prima ondata della pandemia e della morte della moglie avvenuta in quel periodo.

Al termine della visita, tuttavia, il corpo di Mario, pur facendosi sfogliare, mantiene ostinatamente il suo segreto, rinchiuso nella sua preziosa cartellina: gli eventi che le ha raccontato le fanno comprendere che si tratta, presumibilmente, di un problema multifattoriale e gli propone un intervento riabilitativo che cerchi di tenere conto di tale complessità, pur esplicitandone i limiti.

Fuori gli altri pazienti aspettano, il tempo, con i racconti di Mario è passato velocissimo e lui riprende la sua cartellina.

Mentre è sulla soglia la ringrazia e le dice che quello che non hanno fatto le medicine, le terapie, forse potrà fare il tempo che lei gli ha dedicato, il suo ascolto.

L'incontro con Mario ci fa comprendere più a fondo il percorso fatto fino a qui e anche la scelta di attingere, nella riflessione, a pratiche apparentemente distanti dal discorso sulla cura.

La poesia e la mistica, il loro rispettoso accostarsi alle cose, ci invitano a riflettere su quello che sono diventati i nostri luoghi di cura e le nostre relazioni: supermercati in cui comprare una prestazione nei quali la relazione è ridotta a puro mezzo in vista di un beneficio, di un risultato.

In una pubblicazione del 2009, riguardo alla riabilitazione, ma queste riflessioni possono essere estese a tutti i settori della cura, scrivevamo queste considerazioni che non hanno perso la loro attualità: «La dimensione soggettiva non può essere esclusa dalle nostre pratiche, pena l'inefficacia dei nostri interventi. Recuperare il tempo del nostro agire quotidiano è anche riappropriarci del nostro lavoro, di ciò che specifica la nostra disciplina. Oggi, la preferenza, non solo nel settore riabilitativo, è data alle tecniche e alle condotte terapeutiche che siano capaci di dare risultati nel più breve tempo possibile. Questa è appunto una tendenza che impera in tutti i settori, anche in quello delle psicoterapie. Alla psicoanalisi, percorso troppo lungo e complesso, vengono preferite le psicoterapie comportamentali brevi e dirette. Ciò che conta è la meta, il risultato, immettere di nuovo e nel più breve tempo possibile il soggetto nella realtà; poco importa che abbia dato un significato al suo percorso e che possa abitare in senso pieno la sua realtà. Il soggetto della riabilitazione è sempre di più un prodotto con un'etichetta attestante l'entità dell'autonomia conquistata e non la qualità, il valore dell'esperienza raggiunta» (Bonetti, 2009, p. 64).

In queste relazioni diventiamo strumenti intercambiabili: il valore del nostro interlocutore risiede esclusivamente nella sua capacità di permetterci il raggiungimento del nostro scopo.

Ci siamo così assuefatti a queste modalità di relazione, non solo in ambito sanitario ma anche nei nostri rapporti quotidiani che, nel momento in cui incontriamo una persona che ci chiede altro, come è accaduto con Mario, rimaniamo sconcertati.

Mario ci invita a ripensare ai *modi* delle nostre relazioni, a porre attenzione a quei gesti con cui, in particolare nelle relazioni di cura, ci rapportiamo con l'altro.

Il corpo verso il quale sono rivolti i nostri gesti di cura non è solamente un corpo oggettificato, deputato a rispondere in maniera riflessa e immediata alle sollecitazioni ma è un corpo unico, soggettivo e irripetibile.

Il corpo umano è un corpo scritto che, attraverso le sfumature dei gesti, della parola, del movimento, ci restituisce l'identità dell'altro, la sua storia. Il corpo dell'altro ci parla.

Per questo i gesti della cura non possono essere ridotti esclusivamente a manipolazioni in vista di un risultato ma devono essere animati, per poter essere realmente terapeutici ed efficaci, da quell'attitudine contemplativa e recettiva che è tensione alla ricerca dell'altro nelle pieghe del suo *essere corpo di parola*.

Introdurre la soggettività nella medicina non riduce la "scientificità" di questa disciplina, anzi, questa è una operazione essenziale affinché essa sia rigorosa.

Ed è proprio quando il meccanismo della prestazione salta e incontriamo un qualcosa di irriducibile alle nostre aspettative che ci è data l'opportunità, se sappiamo fermarci, di fare un salto esperienziale e di prendere coscienza che la relazione trova la sua meta più alta non nel raggiungimento di un risultato quanto, piuttosto, nel senso da dare ad un percorso, nel cammino di conoscenza che, grazie ad essa, possiamo percorrere.

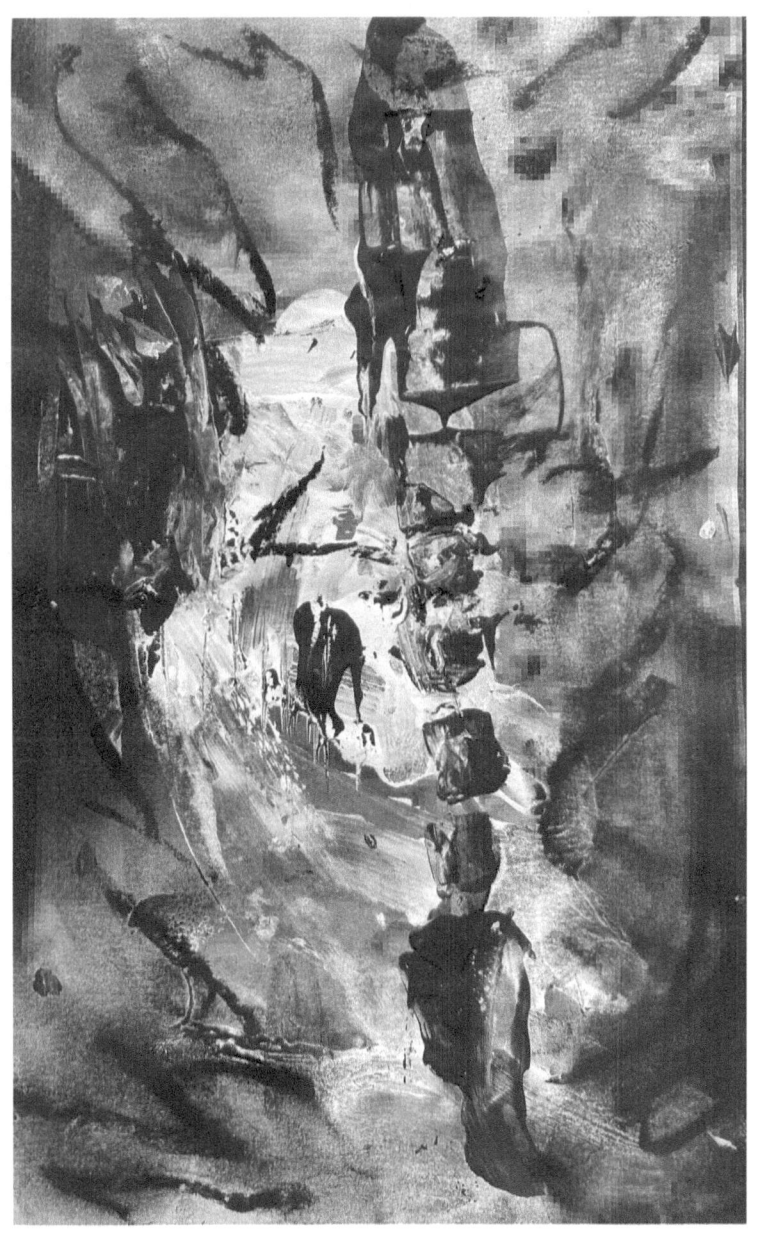

L'ossimoro nella cura

In questa direzione, la via *teologica negativa*, quella praticata da san Giovanni della Croce per pervenire all'incontro con Dio, non attraverso la luce della conoscenza naturale, ma proprio attraverso ciò che per questa conoscenza è tenebra, ci offre ulteriori orizzonti di riflessione sulla cura.

Cura intesa nella sua accezione più vasta come cura di sé e del mondo e non solo in riferimento agli ambiti tradizionali come quello sanitario e dell'educazione.

La scrittura della poesia e della mistica è costellata di ossimori che indicano un percorso di conoscenza che risulta impossibile oppure fanno intravedere nella realtà qualcosa che sta insieme in un modo contraddittorio. Come in san Giovanni della Croce: «Quando tu giunga ad avere il tutto, tu devi possederlo senza volere niente» (della Croce, 1991, p. 61), o anche in Rainer Maria Rilke: «E noi, che pensiamo alla felicità / come ascesi, avremo l'emozione, / che quasi sgomenta, / di una cosa felice cadendo» (Rilke, 2004, pp. 112-114).

Ma la stessa passività attenta di Maria Zambrano e il pensare insieme le contraddizioni di Simone Weil assumono la medesima valenza.

L'attenzione è una tensione, un movimento dell'essere verso qualcosa, mentre la passività va nella direzione opposta. Ognuno dei due versanti, in realtà, così come accade nell'ossimoro, impedisce l'altro. Ognuno di loro trova un blocco, un limite nell'altro, al suo realizzarsi.

Questo produce una sorta di immobilità che tuttavia non è inerzia, perché tale immobilità è il risultato della tensione massima dei due versanti, è, anzi, proprio a partire da questo paradosso, che ognuno dei due si può realizzare con una forza che non sarebbe possibile in altro modo.

Sia l'attenzione che la passività recettiva diventano estreme, tanto da poter quasi assumere, al massimo della loro tensione, le caratteristiche della forza opposta, senza, tuttavia, perdere la loro peculiare posizione di antitesi e contraddizione rispetto all'altra.

L'unica cosa che può fare il soggetto, in una condizione come questa, è stare, attendere, perché ogni movimento è impedito, da forze che, se fossero libere, si scaglierebbero come saette in direzioni opposte.

La conoscenza negativa avviene, quindi, nel confronto con un impossibile che è tale perché chiede di slanciarsi contemporaneamente, nello stesso istante, in due direzioni opposte. Il risultato è un'immobilità, uno stato di attenzione recettiva di fronte alla realtà, di profondo desiderio nei confronti di ciò che si vuole conoscere.

Si entra in una relazione diversa con l'oggetto del conoscere, perché si vuole incontrarlo non rivestito dai nostri investimenti narcisistici, o dalla nostra immaginazione, ma quale è. In questo stare di fronte all'altro, come impossibile da cogliere possiamo ritrovare le radici più profonde della cura.

Non un desiderio di cattura, nei nostri schemi, ma una tensione massima verso l'altro dalla quale si sprigiona un'energia di relazione potente, non per risolvere, né per acquisire, neppure per conoscere, così, stare di fronte all'altro «senza volere niente» (della Croce, 1991, p. 61), testimonianza del nostro riconoscerlo essenziale, fine e inizio del nostro cammino.

Così accade anche in ambito sanitario per la cura, annoverata da Sigmund Freud tra le tre professioni impossibili, soprattutto in quei settori della medicina che più di altri si devono confrontare con l'inguaribilità e la morte.

Perché, potremmo chiederci, quando la cura non è più in grado di fare niente per l'altro, allora, non è più cura?

In realtà, è proprio questa impossibilità a svelare che la cura, sempre, si deve confrontare con quell'ineliminabile resto di reale che resiste alla conoscenza, se vuole chiamarsi tale.

Anzi, forse, è proprio a partire da questo impossibile, che ci costringe a situarci in una relazione diversa con l'altro da curare, che può sorgere «d'invenzione di nuovi modi, di nuovi sensi nel luogo della mancanza, nel luogo di una guarigione impossibile da raggiungere» (Bonetti, 2009, p. 15), perché questa tensione massima in due direzioni opposte nella quale siamo collocati dalla contraddizione, il desiderio di curare da un lato e il non poterlo fare dall'altro, ci obbliga a fermarci.

La nostra posizione di fronte all'altro e a noi stessi diventa quella di una domanda, una protensione, un'uscita che è anche un'uscita dai nostri schemi e saperi consolidati, sul loro limite che diventa anche la possibilità di un oltre.

La cura, accolta consapevolmente in quanto ossimoro, può scoprire proprio sul limite dell'impossibilità della sua completezza la soglia dell'apertura sull'altro ritrovando le proprie radici e «d'emozione, che quasi sgomenta, di una cosa felice cadendo».

Una parola di carne

Rainer Maria Rilke, nei versi conclusivi delle sue *Elegie Duinesi*, ci porge una sua particolare *visione* della felicità, che è ciò a cui ognuno di noi aspira; la cura stessa non è tale se non in quanto tensione verso questa dimensione. Tuttavia, attraverso la parola poetica, Rilke ci dice che questa felicità non si trova mai dove pensiamo di incontrarla, anzi essa sembra situarsi proprio agli antipodi dell'aspirazione dell'uomo.

Non è in alto, e nello stesso tempo non corrisponde ad un'aspirazione, ad un'azione, nemmeno ad una tensione. Si realizza verso il basso, verso la terra, in un'esperienza di un *accadimento accadente* in una totale coincidenza con la *cosa* che, a sua volta, è in totale coincidenza con l'istante fugace in cui cadendo non c'è già più.

La felicità, sembra dirci Rilke, non può situarsi che nell'esperienza nell'istante fugace in cui l'essere si dà, proprio nel momento in cui sta svanendo, in una dimensione in cui la nostra ordinaria esperienza del tempo viene scalzata e l'io scompare. Inutile cercarla, è un accadimento che ci coglie sempre impreparati nello sgomento in cui l'essere *che c'è non c'è già più*.

Le parole della scrittura, in particolare quelle della scrittura poetica sono in grado di trasmettere un'*esperienza di verità* dell'uomo – perché la verità non si può che cogliere in un'esperienza – che coinvolge anche e soprattutto la sua dimensione corporea.

La parola quando è *vera* è anche *corpo*, come se il poeta, nel suo stare impossibile davanti all'indicibile dell'altro, nello iato che lo separa irrimediabilmente dalle cose, ricevesse in dono una *parola incarnata* in grado di *evocare l'esperienza* dell'istante in cui il vivere si dà morendo.

Fuori tema

Fuori dall'aula per l'orale dell'esame di maturità, Maurizio la teneva per mano, a breve l'avrebbero chiamata e tremava, come le capitava spesso nelle prove importanti in cui l'altro la doveva giudicare.

La sua mano era fredda e sudata e Maurizio gliela stringeva. Se lo era trovato accanto come un angelo custode in tanti momenti della sua vita di quegli anni, così, senza chiederle niente, e neanche lei a lui aveva chiesto niente. Le bastava questo stare mano nella mano, così, per niente, per tutto, per mondi che forse comunicavano a loro insaputa.

Il suo avvocato difensore, il lavoro che lui, poi, avrebbe fatto nella vita.

Toccava a lei, Maurizio le aveva lasciato la mano ed entrò tremante per le verità che la attraversavano.

Il suo esame scritto di latino, le dissero, era perfetto, ma il tema, quello su una poesia di Leopardi era ingiudicabile, fuori tema.

Cercò di giustificare ma era sola con la sua verità troppo fragile davanti agli accusatori.

L'esame orale di filosofia e di greco fu brillante, se lo ricordava ancora, Heidegger e Ippolito di Euripide, ma di quella poesia e dell'incanto di quella parola di Leopardi da cui si era lasciata portare non si ricordava più.

L'aveva inseguita per amore, quella parola, ed era stata portata in altri mondi, aveva scritto pagine e pagine, in quel tema, mano nella mano con lei.

E nel suo qui, ora, si intrecciavano l'amore per Maurizio e l'amore per quella parola perduta, perché non accolta, per rientrare nel solco, perché non le accadesse più di andare fuori tema.

Forse non era lei che l'aveva inseguita, ma era stata questa parola a trascinarla con sé nei mondi da cui proveniva, prendendola per mano.

L'amore ci lega a sé per liberarci, ci incatena nei suoi movimenti, l'amore mediatore tra l'oscurità e la coscienza.

Solo se accettiamo questa schiavitù, ci conduce fuori di noi, dentro, ma vuole il nostro consenso.

E l'aveva perduta questa parola così importante, viva, presente. Ed era ritornata, adesso che lei si era nuovamente smarrita, trascinata dall'amore in altri mondi.

Fuori tema, fuori dai percorsi tracciati, sui bordi delle cose, che si aprono quasi per miracolo e ci offrono il loro segreto nascosto.

E la cercava, ma era perduta, e in questo suo essere perduta diventava una parola agente anche ora, come lo era stata allora.

Amore gliela aveva riportata, per andare ancora oltre i percorsi già tracciati, attraverso una porta che si apre su un altro mondo.

Perché c'è un mondo dove le cose si intrecciano e trovano senso ritrovando il loro posto, fuori.

Quella sera suo figlio le aveva raccontato un sogno nel quale era angosciato per un figlio che stava per morire annegato; suo figlio, lui che ancora non conosceva la paternità.

Quel figlio che se ne stava andando verso il suo mondo, lontano da lei, e che l'aveva accompagnata come un angelo custode nella sua lunga malattia.

Parlarono di come accadeva nel mondo l'entrata del nuovo. Da dove proveniva?

Lenta, sommersa evoluzione di saperi che si accumulano, da cui sorge all'improvviso, apparentemente slegata, la scoperta, generata da ciò da cui è stata preceduta?

Oppure un salto.

Conflitto tra le posizioni. Il figlio dice salto, il marito accumulo progressivo, lei mediatrice.

Come spiegare quello che è accaduto al grande matematico indiano Ramanujan che risolveva equazioni all'età di sei anni e che diceva che gli venivano rivelate in sogno dalla dea *Namagiri*, o guardando le stelle?

Siamo figli, dipendiamo, da ciò che ci ha preceduto, da ciò che ci ha generato, da tutto ciò che ci abita.

Ma c'è una conoscenza che avviene per rivelazione, attraverso le cose che guardiamo con amore, che ci fa uscire dal nostro solco, talvolta, ed è fuori dal percorso tracciato che, forse, possiamo cogliere il vero legame che ci lega alle origini, al nostro punto di partenza.

È il nostro riconoscere di essere figli che rende possibile l'essere figli anche di questa nuova esperienza;

Non fare annegare il figlio, che guarda le stelle.

La rivelazione è per i poveri, gli umili, per chi patisce la stretta del legame.

Non lasciare il ricordo di una parola perduta che ci ha portato lontano a perderci.

Ritornerà questa parola, sempre, a prenderci per mano, lei rinnegata, nei nostri deserti in cui ci ritroviamo persi per amore.

Ritornerà come un filo invisibile a condurci nel buio.

LA SCRITTURA E LA CURA

«E nelle cose umane la continuità si realizza per trasmissione. Si vive per davvero soltanto quando si trasmette qualcosa. Vivere umanamente è trasmettere».
Maria Zambrano

Ripartire dal foglio bianco

Ferma, davanti a quel foglio bianco, ferma nell'attesa.

Si scrive per trarre dal buio, portare alla luce, nero su bianco, contrasto, rilievo di forma.

Si scrive perché non c'è altro spazio che ci accolga, il bianco, così deve essere la morte.

Un bianco all'improvviso, totale, che toglie la forma.

Lei sapeva del terrore, quel terrore fuori, da quanto? Dentro. Fuori e dentro. Che importa? Pesanti armature per la guerra. Senza più difesa. Il tempo che cade nel mare e sotto nessuno ci prende, occhi spalancati sopra le mascherine, occhi che cadono per l'ultimo saluto, perso il raccolto, il domani è morto.

Nessuno è più con nessuno. Soli. In quel luogo spoglio. Di pareti bianche, letti bianchi, tutto bianco, bianco come deve essere la morte.

Ferma, davanti a quel foglio bianco, nell'attesa.

Lui la poteva salvare da tutto quel bianco, lo stupore infantile per la bellezza.

Tutto insieme era accaduto, improvvisamente fuori, dal lavoro, dalla vita, fuori, dentro il buio bianco.

Un segno sarebbe bastato di presenza a toglierla dalla sua indegnità, un segno su quel foglio bianco della sua vita.

E vide il primo segno sgraziato, come da mano non sua, una colomba bianca con un ramoscello d'ulivo? Il suo primo segno di bambina? Su quel foglio bianco.

Parole balbettate sull'orlo dell'attesa.

E scrisse, mentre i colleghi combattevano la giusta battaglia, anche al posto suo, con le armature, senza difesa, occhi spalancati, occhi che cadono, scrisse davanti a quel foglio bianco, per tutti

Scrisse.

Perché scrivere

Il tempo della malattia è il tempo in cui riconosciamo la nostra precarietà, un tempo in cui bussiamo ad una porta che non si apre ma davanti alla quale aspettiamo perché confidiamo che possa essere un passaggio verso altro.

Abbiamo bisogno di parole nuove per dire quello che ci attraversa, per andare nuovamente incontro al mondo. Il nostro essere si trasforma in supplica, preghiera, verso quella «cosa in attesa di una forma e di un nome [...] che staziona ancora ai bordi dell'umano» (Stoppa, 2017, p. 11), parola ancora informe che ci rivolge un appello, che richiede una risposta di verità, «un coinvolgimento e una messa in discussione del proprio essere» (Stoppa, 2017, p. 29). Lo scrivere è uno stare pazienti e fiduciosi davanti a questa porta chiusa, in attesa dell'uscita di una parola che ci ridia forma e che ci ristabilisca nei legami.

Scrivere è un'esperienza e non può essere raccontata prima di averla incontrata, scelta come compagna della nostra vita, anche se per un periodo breve, se non dopo averla cercata, goduta e patita.

Nel parlare, rispondiamo a qualcuno, la nostra parola è una risposta o un appello all'altro.

Ma nella scrittura c'è un altro? E se c'è, dove si situa? È il destinatario di questa parola scritta o invece nella scrittura dialoghiamo con un altro che ci precede che attende di essere visto, riconosciuto, portato in luce?

E ciò che si porta in luce, questa parola che quando iniziamo a scrivere, ci sembra di non conoscere, anche se già depositata nel fondo della nostra interiorità, già incontrata, che cosa è?

Non è forse ciò che rimane dopo aver scartato tutte le parole che non sono per attendere la parola giusta, quella che con la sua precisione dice, senza dire tutto, per poi arrivare a giacere, scritta, su un foglio bianco?

La scrittura, nello scrivere, non ci rivela forse che la conoscenza non è un accumulo ma, una sottrazione di saperi, una perdita?

Come quel mercante che vende tutto ciò che ha per comprare il campo dove è nascosta la perla preziosa.

E in questo dissiparsi del tempo, in solitudine, davanti a quel foglio bianco, in attesa, questa parola già ci feconda, agisce su di noi nello svuotarci, preparandoci all'incontro.

Sentiamo una responsabilità per questa parola, perché si forma dalle tante che abbiamo ricevuto e che sono entrate nel canale della nostra interiorità, doni, trasmissione di amore, da altri.

Siamo figli di queste parole ed è dalla consapevolezza di essere stati generati che nasce l'esigenza di generare, di trasmettere.

La parola che giace incarnata nel nostro fondo oscuro agisce già su di noi trasformandoci; lasciare che si radichi, maturi, ci scavi e ci attraversi è un atto di fede.

È lei che ci conduce, portandoci in territori sconosciuti, talvolta ostici, quando vogliamo dettare noi la direzione e i nostri muri la bloccano e lei, allora, preme e urla e scava.

E, durante il tempo della scrittura, possiamo entrare in contatto con ciò che altrimenti ci sarebbe stato precluso. La scrittura apre delle porte non prevedibili, non pensabili prima. Prendiamo consapevolezza che la parola non è qualcosa di volatile, ma ha efficacia, agisce.

Essa è per noi varco verso ciò che era nascosto ma, seguendola, affidandoci, ci conduce ad una perfetta somiglianza con lei, con il suo movimento, diventando anche noi passaggi per il suo nascere, il suo uscire, il suo trasmettersi.

Praticare la scrittura è un invito a praticare le parole che ci abitano.

Come nasce la parola?

Scoprire il fondo segreto dove alberga la parola, accedere all'origine del proprio essere è impossibile, ma possiamo seguire gli itinerari della parola, la parola poetica, attraverso le metafore che ci ha suggerito, per arrivare a dire qualcosa dell'indicibile.

E, invero, c'è una parola che nasce dall'incontro con ciò che è indicibile, dal desiderio di entrare in relazione con le cose anche quando esse non si fanno portare in piena luce, come oggetti del nostro conoscere, ma solo si fanno cogliere come apparizioni nella nostra vita.

Questa parola non svela le cose, non potrebbe farlo perché «non si potrà mai dire qualcosa proprio così come è» (Hofmannsthal, 2008, p. 68).

La parola, quella tesa verso l'indicibile, è ciò che le evoca *"cadendo"*. La sua uscita è, infatti, anche un ritorno dal fondo oscuro in cui è nata.

Come scrive Maria Zambrano: «Le metafore non sono le felici scoperte della poesia e della letteratura, bensì quelle rivelazioni che stanno alla base di una cultura e la rappresentano. Sono una forma di presentazione della realtà che non può farlo in modo diretto, una presenza di ciò che non può esprimersi direttamente e neppure ci riesce, divenendo ineffabile, unica forma in cui certe realtà possono farsi visibili ai deboli occhi umani» (Zambrano, 2006, pp. 44-45).

Così, la metafora, che nella poesia occupa il luogo di ciò che non può essere detto, per tentare di ricavare un posto nel simbolico alla mancanza, è come una concavità che restituisce la forma dell'*inguardabile bellezza del reale*.

L'incontro con l'indicibile da cui la parola poetica nasce è *terribile* perché, come scrive Rilke, «nulla è il bello, se non l'emergenza del tremendo» (Rilke, Elegia 1, p. 43).

Il trauma dell'indicibile

La parola poetica entrando in comunicazione con l'*emergenza* di un qualcosa che sta sotto, con quel *resto* che non potendo essere riassorbito nel linguaggio rimane fuori senso e che il soggetto non è in grado di simbolizzare, ci dà l'opportunità di comprendere più a fondo l'esperienza del *trauma*.

In questa prospettiva qualsiasi accadimento che porti in sé un nucleo di indicibile può rappresentare un trauma per la persona che lo vive. È, anzi, proprio questa *intaccatura* nel cuore dell'esperienza ciò che fa sì che un evento sia traumatico.

Il trauma è, così, presente all'interno di ogni esperienza dell'umano vivere, è quel nucleo di verità che abita la realtà che è «dimensione, come insegna Lacan, non tutta, *non tutta* dicibile» (Stoppa, 2017, p. 28).

Il trauma è un'occasione per entrare «in contatto con le zone opache del vivente, così come gli eccessi, le eccedenze della vita» (Stoppa, 2017, pp. 28-29) potendone accettare le contraddizioni e la mancanza di risposte, *assumendone* le parti scomode senza rigettarle fuori di noi. *Assumerle* significa accoglierle, dare loro ospitalità dentro di noi, *saperci fare* con esse, cercare di inserire questa *discontinuità* nella continuità della nostra storia.

Si tratta, come nella *cura* di una malattia inguaribile «di integrare un sintomo inguaribile mirando ad un nuovo assetto» (Bonetti, 2009, p. 19), non per pervenire ad una integrità ma ad un *decompletamento* del sistema.

Non si esce mai integri da un'esperienza traumatica, ma con la consapevolezza che questa integrità non c'è mai stata.

Il *lavoro della cura*, nell'attraversamento del trauma, privilegiando la dimensione di apertura scomoda della domanda, dell'attesa sui bordi delle cose, rispetto a quella della chiusura data dalla risposta, ci porta in dono lo svelamento della nostra *incompletezza*, e in questo anche la cura potrà scoprire la sua.

Non siamo vittime dell'evento traumatico, come accade sempre più spesso di leggere e sentire durante questa pandemia, ma, piuttosto, lo siamo di una società dell'*appagamento* sul cui altare immoliamo inconsapevolmente la nostra umanità, riducendo noi stessi e l'altro a *strumenti* di soddisfazione.

Se il fulcro attorno a cui ruota la nostra vita, a livello collettivo e individuale, è l'appagamento, certamente questa pandemia ci procura un grave trauma, ci ferisce (in greco trauma significa proprio colpo, ferita).

Si tratta, tuttavia, di una ferita caritatevole, come quella che opera il chirurgo tagliando la nostra carne per rimuovere dal corpo quella massa indifferenziata che potrebbe divorarlo.

In questo senso, la ferita dell'evento traumatico, riportandoci al nostro *patire* originario e alla dimensione di impotenza della nostra condizione creaturale, ci dà la possibilità di farci responsabili non solo di noi stessi ma soprattutto della relazione con l'altro in quanto altro e non in quanto deputato alla soddisfazione dei nostri bisogni.

Il tutore bucato

Così, a questo punto del lavoro, bussa insistentemente alla porta, per entrare, Lucia, incontrata nei servizi di riabilitazione qualche anno fa; arriva con due stampelle, saltellando su un piede, accompagnata dal papà e dalla mamma, ha dodici anni ma è una ragazza che dimostra più della sua età.

Ha subito tre interventi chirurgici, l'ultimo dei quali presso un centro specializzato in ortopedia pediatrica, per un dolore persistente al piede destro, per il quale non è stato possibile trovare rimedio con le terapie conservative.

Nemmeno quest'operazione è riuscita a risolvere il suo problema e ci viene inviata, come "ultima spiaggia", per un tentativo riabilitativo.

Il dolore di Lucia, che durante la prima visita non le consente nemmeno di sfiorare il pavimento con il piede, avviluppa anche i genitori; le sue stesse smorfie di dolore inondano i volti del papà e della mamma come un fiume in piena che ha rotto gli argini.

E, questa paura del contagio, invade anche lei e Annalisa, la fisioterapista, come se il dolore di Lucia fosse una malattia che si può diffondere pervadendo chiunque vi entri in contatto.

Una situazione che appare irrisolvibile. Se non hanno potuto i farmaci, le sofisticate terapie chirurgiche, cosa possono fare dei poveri strumenti riabilitativi?

Si guardano lei e Annalisa, la bellezza di un legame che permette di intravedere, solo in uno sguardo, quello che si agita dentro l'altro.

Vorrebbero dire loro che non sono in grado di risolvere il problema, ma, non se la sentono di non accogliere quel dolore.

Dopo averne a lungo parlato, decidono di prendere in carico Lucia.

Annalisa inizia con Lucia un percorso di valutazione proponendo qualche blando esercizio che però la ragazza rifiuta perché scatenante il dolore.

Le sedute di valutazione sono un'occasione per ascoltare, per conoscere il mondo di Lucia, fino a quando, un giorno, la ragazza racconta ad Annalisa delle sue difficoltà in ambito scolastico e della sua conseguente emarginazione dal gruppo dei compagni.

Al termine del periodo di valutazione decidono di condividere con i genitori problemi scolastici di cui Lucia aveva parlato.

I genitori dimostrano di essere al corrente delle difficoltà scolastiche della figlia ma raccontano: «Lucia è una ragazza intelligente, avevamo pensato, in accordo con gli insegnanti, di chiedere una valutazione specialistica ma i continui interventi hanno spostato la nostra attenzione sul problema del piede e le difficoltà a scuola sono passate in secondo piano».

Non è semplice convincerli circa l'importanza di eseguire una valutazione neuropsichiatrica infantile, ma alla fine accettano, mentre nel frattempo prosegue l'intervento riabilitativo.

Parlano spesso, lei e Annalisa, di Lucia, del suo incontenibile dolore, e, durante uno di questi colloqui nasce l'idea di provare a utilizzare un tutore che "contenga" la sua gamba e il suo piede destro, abbandonando tutte le sofisticate tecniche riabilitative che avevamo inutilmente tentato fino a quel momento.

Un povero, piccolo tutore di plastica, aperto sul tallone, per provare ad arginare quel mare di dolore, ultimo baluardo prima del nulla, segno di presenza, di quella speranza che crede che il rimanere davanti al muro dell'impenetrabile possa scavare una porta.

Nel frattempo, dalla valutazione neuropsichiatrica, emerge che Lucia presenta una dislessia e un lieve disturbo cognitivo.

L'équipe si allarga, con la partecipazione anche della neuropsichiatra infantile.

Lucia ha bisogno di un insegnante di sostegno a scuola, cosa difficile da accettare da parte dei genitori, ma alla fine compiono anche questo passo; hanno capito che per affrontare il problema della figlia non funzionano le tecniche standardizzate, hanno preso consapevolezza che questo dolore è il dolore di Lucia e richiede di essere accostato non solo con i protocolli ma mettendo in campo strategie complesse.

Lucia sta facendo dei progressi a scuola, con l'insegnante di sostegno, e durante le sedute di riabilitazione, comincia ad abbandonare le stampelle e ad appoggiare il piede a terra, con il suo tutore, fino a quando riesce ad avere un appoggio completo.

Decidono di utilizzare un tutore progressivamente meno contenitivo fino ad arrivare ad un rialzo al tallone, dentro la scarpa, che resterà l'ultimo baluardo contro l'insorgenza del dolore che, da incontenibile, comincia a diventare più controllabile e poi sempre più saltuario.

Concordano di diradare le sedute riabilitative, con un programma di attività da svolgere nel proprio ambiente di vita fino a quando, un giorno, Lucia arriva al servizio di riabilitazione con un cane, un cucciolo abbandonato, che lei, con grande insistenza, aveva voluto prendere da un canile.

Le passeggiate con il suo cane al guinzaglio diventano l'attività preferita di Lucia; dopo un periodo di iniziale paura legata al timore di cadere, perché non in grado di controllarlo, impara a "saperci fare con lui", a farsi condurre e a condurlo, a fermarlo e a indirizzarlo.

Oggi, Lucia ha venti anni, ha terminato il suo percorso scolastico, pur se con difficoltà, è dimagrita e ha ancora il suo cane. Periodicamente viene a fare una visita, per rinnovare il rialzo che porta ancora, dentro la scarpa, e quando le capita di sentire "un dolorino" sotto il piede destro.

Lucia ha realizzato di essere dipendente da un corpo di cui non può disporre a suo piacimento, un corpo abitato da pulsioni che non sono completamente in suo potere, un corpo con dei limiti che non possono essere superati, ma con i quali è possibile in qualche modo *trattare* e ha dovuto affrontare anche la sua *imperfezione*.

Ha trovato un modo per mettersi in relazione con l'*alterità del corpo* che la abita, in un momento delicato come quello dell'adolescenza, quel guinzaglio attraverso il quale viene condotta e conduce il suo cane in una sensibilità reciproca, nella consapevolezza, ormai realizzata di avere a che fare *con un altro*.

Lucia e i suoi familiari, hanno colto l'*occasione del trauma*, si sono lasciati *traumatizzare*, hanno intrapreso il loro lavoro del lutto seguendo quel filo sottile che lega il sintomo a ciò che, *nascosto*, chiedeva di essere portato in luce.

Attraverso la forza e la verità del suo dolore Lucia chiedeva di essere vista, amata, nella sua *incompletezza* e il muro resistente e impenetrabile del suo *sintomo inguaribile* si è rivelato essere la porta di accesso all'incontro con lei.

Un *lavoro del lutto* che ha coinvolto tutti, paziente, familiari e operatori, richiedendo di "non mettere il dito nella piaga" ma sollecitando a percorrere *un giro lungo* attorno al punto del dolore e della sofferenza, contornandolo attraverso il percorso del legame, nel rispetto dei tempi di Lucia e dei suoi genitori.

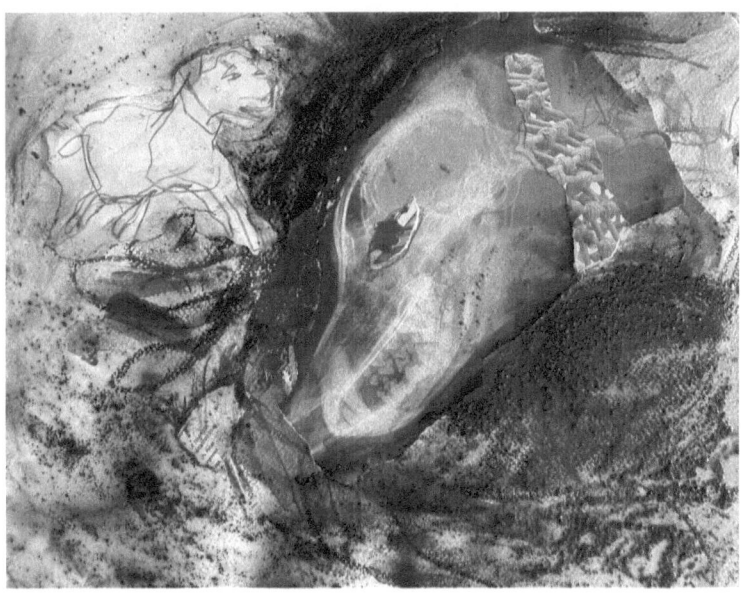

Un *giro che pur contornando non chiude;* gli stessi operatori della riabilitazione hanno cercato di essere *tutori aperti* e progressivamente meno contenitivi scegliendo di stare in una relazione terapeutica al di là di ogni possibile soddisfazione narcisistica e di fronte alla caduta dell'ideale del proprio sapere.

Il tutore, come la riabilitazione non ha avuto una funzione compensatoria al deficit, *un più che supporta un meno*, ma quella di far emergere quel meno come una risorsa.

La riabilitazione è stata essa stessa un *tutore aperto, incompleto*, nella consapevolezza del suo non sapere, permettendo la costruzione di un legame che diventa spazio per l'inserimento dell'altro, luogo in cui possa riconoscere la propria particolarità, ritrovando un proprio posto nel mondo.

Ha incarnato in qualche maniera la funzione di *mediatore del processo del lutto*, in questo stare e rimanere, inutilmente, in una relazione *di cura impossibile*, anche al di là del successo terapeutico.

Un insegnamento, quello di Lucia, per noi tutti, per la società in cui viviamo che non sa sopportare la *verità del dolore*, che non si lascia *traumatizzare*, nemmeno dagli eventi più terribili e, in questo, si dimostra incapace di affrontare *il lavoro del lutto*[2] passando, con un salto, dal benessere alla depressione.

Non si tratta di idealizzare il dolore, ma di dargli ospitalità, senza rigettarlo, perché fa parte della vita, nelle sue contraddizioni, perché è segno di qualcosa da cui siamo stati toccati profondamente. Bisogna avere coraggio per prendere contatto con quella povertà che siamo, sotto le vesti di ciò che possediamo, con quell'inconsistenza, che è la nostra più grande ricchezza.

Ogni relazione implica, in fondo, un lavoro del lutto, un tempo di attesa, per incontrare la bellezza della sua *incompletezza* perché attraverso di essa non troviamo mai *l'Ideale dell'altro* ma un altro che è sempre oltre i nostri schemi precostituiti che, spesso, ci spiazza con l'originalità del suo emergere.

Ci sono, talvolta, dei percorsi di cura che ci stupiscono, come un'opera d'arte.

Il Dio nascosto

Si era risvegliata dall'anestesia nella sua stanza con il giubilo di esserci ancora. L'intervento era avvenuto durante la prima ondata della pandemia da coronavirus e, non appena le sue condizioni migliorarono, suo figlio fu fatto uscire dalla stanza e rimase sola.

---

[2] Per Freud il lavoro del lutto ha inizio quando «la prova di realtà ha mostrato che l'oggetto amato non esiste più e decreta l'esigenza di ritirare tutta la libido dai legami che intrattiene con l'oggetto» (Freud, 1915, p. 103). Nel caso di Lucia l'oggetto amato è rappresentato dalla propria immagine narcisistica e il lavoro del lutto ha significato per lei dover elaborare il fatto di non poter essere l'*Ideale dell'altro*. Questo lavoro del lutto ha coinvolto non solo Lucia e i suoi genitori ma gli stessi riabilitatori che hanno dovuto confrontarsi con la caduta dell'Ideale del proprio sapere.

Ritornò con il pensiero a quelle immagini che le erano sorte nella mente poco prima di addormentarsi; l'anestesista le aveva detto: «Pensa a qualche cosa di bello», ed era emerso un ricordo di quando era molto piccola, ricordo ancora vivido nel momento in cui si era risvegliata dall'anestesia.

Quell'immagine di lei, bambina, che aspettava che la chiesetta del paese dove abitava si svuotasse, per entrare in solitudine, salire sull'altare e mettersi davanti al tabernacolo, chiedendo, dapprima in maniera sussurrata e timida, poi in modo sempre più sicuro e perentorio, a Gesù, se c'era, di uscire, le insisteva nella mente.

Gesù, a quanto si ricordava, non si era mai fatto vedere, ma lei non si era arresa e aveva tentato, nonostante tutto, per un lungo periodo, quell'esperimento.

Quell'impronta, quel desiderio inconfessabile, quello stare inutile davanti all'impossibile non l'aveva mai lasciata e, ora, il sorgere di questa immagine nella sua mente, le parlava, con l'insistenza dei bambini che chiedono continuamente perché... perché...

Voleva scacciarla questa bambina che non la lasciava in pace, ma lei rimaneva lì nel suo letto a rivelarle che, in fondo, era sempre rimasta in attesa, davanti al tabernacolo, quello della vita, alla ricerca di quell'oltre di cui è fatta questa realtà.

PAROLE DELLA SCRITTURA, PAROLE DELLA CURA

Attendere, ritrovare, riconoscere.

Attendere che la parola si formi, attendere l'uscita della parola, è un processo che si svela durante la scrittura.

Cosa si attende? Attendiamo *altro*, che le cose ci parlino oltre quelle parole in cui le abbiamo fissate, appiattite, indurite. L'arte della scrittura assomiglia a quella della scultura in cui la costruzione dell'opera avviene attraverso un lavoro di scavo e non di riempimento, togliendo ciò che è in eccesso, per trovare una parola altra che dia forma al vuoto.

È un rischio, questa attesa, perché potrebbe non uscire nessuno.

È un'attesa vigilante perché dobbiamo essere pronti a cogliere la parola giusta, quando nasce, perché altrimenti sparisce nel fondo dell'indistinto da cui è arrivata.

E, nell'accoglierla, avvertiamo che è come se l'avessimo già incontrata, già conosciuta; la scoperta di questa parola è come il segno del ritrovamento di un qualcosa di perduto, segnato da una nostalgia per un incontro impossibile.

Lo sanno bene i poeti: «Sanno che la loro nostalgia è la nostalgia di un tempo anteriore a ogni tempo vissuto, e la loro ansia della parola è l'ansia di restituire l'innocenza perduta. Adorano l'immacolata concezione della parola innocente, pura e attiva, della parola della creazione» (Zambrano, 1996, p. 35).

C'è un giubilo nel ritrovare, un sussulto dell'anima che gioisce, come di fronte a un dono inaspettato, una apparizione che ci rivela qualcosa di nuovo nello stesso.

Nel cuore dell'esperienza del *ritrovamento* è presente quella del *riconoscimento*, perché in questo ritrovamento noi riconosciamo qualcosa che prima non avevamo visto, o meglio, qualcosa che certamente in qualche modo avevamo incontrato ma che, nel primo tempo, era come passato in sordina, era rimasto nascosto e avevamo disconosciuto.

Durante la scrittura prendiamo consapevolezza che la cura, in quanto dedizione e fedeltà ad un compito, è *un lavoro sul vuoto* che richiede spesso di tollerare il nostro girare inutilmente attorno ad un qualcosa.

Il segreto della cura, in ogni umana attività, nelle nostre relazioni, consiste proprio in quel desiderio che ci fa muovere instancabilmente attorno a ciò che desideriamo incontrare. Ed è in questo sostare, senza soluzione, davanti a ciò che il nostro desiderio cerca che, improvvisamente, compare, di lato, qualcosa che probabilmente c'era già ma che non avevamo visto.

Queste esperienze di riconoscimento possono essere esperienze conclusive ma talvolta l'apparizione della verità è istantanea, fugace e incerta e non emerge da essa una evidenza definitiva.

È ciò che Vladimir Jankelevitch, a proposito dell'incontro dei discepoli di Emmaus con Gesù risorto definisce *apparizione disparente*. Ai discepoli *si dischiusero gli occhi* e riconobbero Gesù, non da qualcosa di determinato ma da un gesto, quello di spezzare il pane e, dopo questo, Gesù sparisce alla loro vista.

«L'apparizione disparente si mostra in fretta e furia [...] nascondendosi [...] è fatta di pudore [...] essa reca nello stesso tempo una promessa e una delusione, la promessa nella delusione, la delusione nella promessa [...] Il timido e fugace lucore, l'istante lampo, il silenzio, i segni evasivi, ecco la forma assunta dalle cose più importanti della vita per farsi riconoscere. Ci vuole un orecchio estremamente sensibile per [...] udire l'inaudibile pianissimo, il dolce e lieve mormorio con cui [...] Dio annuncia al profeta Elia la propria presenza» (Jankelevitch, 2011, pp. 292-294).

Come un annuncio di un qualcosa che non possiamo mai udire fino in fondo, che ci fa tendere all'ascolto di una parola che risuona in noi e *allude* ad una dimensione conosciuta ed essenziale, seppure nascosta, senza mai arrivare a definirla, un annuncio incompleto che non può mai esaurirsi, che ci conduce a sperimentare l'incertezza radicale della nostra esistenza.

«È come se *in questo apparire ma solo per svanire* [...] si compisse il curioso matrimonio di essere e non essere [...] l'essenza erratica della condizione umana» (Stoppa, 2017, p.

63), il suo non darsi mai dove noi la cerchiamo, sorgente vitale che fluisce in modi sempre nuovi e inaspettati quando noi accettiamo di lasciarci portare dalla sua corrente.

Nuotare

Immergersi nella scrittura è come immergersi nell'acqua. Chi pratica il nuoto sa che il movimento in acqua non avviene come sulla terraferma in cui siamo soggetti alla forza di gravità. È necessario conoscere, non teoricamente, ma empiricamente le leggi di questo elemento, averne fatto esperienza, per riuscire a nuotare.

In acqua i nostri sforzi, i tentativi di alzarci, i movimenti bruschi ci portano ad affondare, l'acqua ci chiede di lasciarci andare, di arrenderci, di farci accogliere.

È lei che ci porta, ci guida e ci indica la giusta dose di sforzo. L'abile nuotatore può nuotare per ore perché lo sforzo del nuoto è principalmente quello dell'ascolto.

«Per Rose il nuoto era un'intensa esperienza sensoriale, una successione ritmica di suoni mentre le mani tagliavano l'acqua che gli passava sotto il corpo, formando un'onda ai lati del viso. Il ritmo riduce lo sforzo [...] la qualità principale necessaria ai nuotatori – mi disse ancora Rose – è quella di sentire l'acqua. Essi dovrebbero usare braccia e gambe come i pesci le pinne e saper avvertire la pressione dell'acqua sulle mani per mantenerla nel palmo durante la bracciata, senza lasciarla scivolare via tra le dita» (Sprawson, 1995, p. 24).

Così, Charles Sprawson, in *L'ombra del massaggiatore nero*, descrive il suo incontro con Murray Rose, un nuotatore australiano, campione olimpico negli anni Cinquanta.

Nuotare è un'esperienza in cui il nostro avanzamento dipende dall'interazione con l'elemento acqua e ci può regalare esperienze estatiche quando comprendiamo che ci muoviamo insieme con l'acqua, non da soli con i nostri sforzi.

Nessuno più di chi sperimenti deficit motori, può apprezzare l'acqua, come accadde a lord Byron, considerato universalmente uno dei più abili nuotatori del suo tempo.

Così scrive di lui Charles Sprawson: «Nessuno prima di Byron aveva descritto l'elettrizzante sensazione del nuoto, [...] Claudicante com'era, il nuoto gli regalò alcuni dei momenti più stimolanti della vita, anche se indossava sempre i calzoni per nascondere la sua infermità. Solo quando nuotava poteva sperimentare la totale libertà di movimento, principio al quale dedicò la sua vita, dato che una contrazione al tendine di Achille lo obbligava a camminare sulle punte, imponendogli una strana andatura affettata. "Quando sono in acqua, provo una sensazione deliziosa e quando esco il mio spirito è leggero più che mai. Se credessi nella trasmigrazione delle anime, penserei di essere stato un tritone in qualche vita precedente". Il nuoto era per lui una di quelle passioni profonde la cui attrazione principale consisteva "nel moto che ne accompagnava l'adempimento"» (Sprawson, 1995, pp. 112-113).

È necessario *deficere* per assaporare appieno la libertà di movimento concessaci dall'acqua.

Non una simbiosi, ma un essere insieme, all'ascolto dell'altro, nuotatore e acqua, consapevoli che l'acqua ci sostiene proprio a partire da ciò che non abbiamo o abbiamo perduto.

Così come avviene nell'acqua, anche a quel nuotatore che si cimenti con la scrittura, può accadere di trovarsi a sperimentare un movimento che non è proprio ma che si forma da un flusso di scambio e ascolto con la scrittura stessa.

Quanto più ne riconosciamo l'essenza altra, non nostra, e ne sperimentiamo le leggi che la regolano, tanto più ci lasciamo portare e accogliere lasciandoci condurre dal suo ritmo.

Senza fretta, galleggiando, in ascolto, nella scrittura, nella vita.

Soffermarsi

Capita di soffermarsi nell'acqua tiepida, il mattino presto, quando la giornata sta appena iniziando, e niente ci sembra più importante che rimanere nell'acqua cristallina, avvolti nella luce e gustando tra le labbra il sapore del sale e, stiamo ancora un po', prima di uscire nella vita vera.

Stiamo lì, fermi, ma in movimento, perché nell'acqua non si è mai fermi, indugiamo, muovendoci perché niente nella vita, in noi, è fermo.

Così, anche nella scrittura, ci intratteniamo con le parole che evocano la nostra anima, ne gustiamo il sapore, ne sentiamo il profumo, parole che attirano altre parole e altre ancora, cieli dei cieli, in un rimando infinito.

Indugiare non è attendere ma ha piuttosto a che vedere con il nostro piacere di stare immersi in ciò che abbiamo incontrato grazie all'attesa.

Immagini, ricordi, letture, luoghi, sensazioni che la scrittura ci apre con le sue sapienti chiavi in un rimando continuo nel quale non comprendiamo più da dove siamo partiti, né sappiamo dove andiamo.

Proprio nell'indugiare ci muoviamo, come foglie mosse dal vento.

Perdiamo il possesso del nostro viaggio, ci viene tolto con leggerezza e senza che quasi ce ne accorgiamo con la libertà di non dover trovare un significato a tutti i costi.

Così la scrittura, dopo averci fatto sperimentare gli inceppi, la discontinuità, la pesantezza, ci libera dal vincolo di una meta, ci conduce a visitare la bellezza dei nostri paesaggi interiori, ci invita a perderci, a sostare per un po'.

Nella vita la meta è conosciuta ed è la morte, è il viaggio con cui arrivarci che possiamo creare, a partire da noi stessi, da ciò che siamo, indugiando, appunto, nell'inutile.

Perdersi

Si dice che per ritrovarsi sia necessario perdersi ma forse non sarà vero anche il contrario? Per perdersi, infatti, è necessario essere consapevoli che questo è il nostro viaggio, il nostro unico viaggio e non ce ne saranno altri.

Perdersi come in un ricordo lontano, nei vicoli di una città di mare, Napoli? Mano nella mano, ciascuno con la propria solitudine ma insieme, insieme agli odori del luogo, agli sguardi intravisti, andare trascinati dall'amore.

Lasciare che sia la sapienza del luogo, l'intuizione dell'amore a condurre, come accade in alcuni dipinti cinesi in cui si dispiegano davanti agli occhi «immensi paesaggi di montagna e d'acqua, di sacra grandezza ed emozionante profondità, percorsi da invisibili soffi ritmici. Nel cuore dei paesaggi una o più piccole figure in contemplazione [...] Per un occhio occidentale, abituato alla pittura classica in cui i personaggi sono messi in primo piano e il paesaggio è relegato sullo sfondo, il personaggio del quadro cinese sembra completamente perduto, inghiottito nella nebbia senza fine del grande Tutto. Ma se con un po' di abbandono e di pazienza si accetta di contemplare il paesaggio fino a penetrarvi in profondità, si finisce per concentrare la propria attenzione sulla piccola figura, per poi identificarsi con questo essere sensibile, che, collocato in un punto privilegiato, gioisce del paesaggio. Ci accorgiamo che, in verità, egli è l'occhio e il cuore stesso di un grande corpo. È il perno attorno a cui si dispiega uno spazio, il quale a poco a poco, diventa il suo paesaggio interiore» (Cheng, 2018, pp. 82-83).

L'uomo non è più l'essere appartato e solitario che osserva l'universo da fuori ma è il *cuore pulsante dell'universo* e *se possiamo pensare l'universo è perché l'universo pensa in noi.*

Il nostro paesaggio interno confina e rimanda ad un paesaggio esterno, e il suo confine è una soglia, che ci segnala la presenza di un altro.

Possiamo ritrovarci e perderci, contemporaneamente, quando a essere in primo piano non siamo più noi ma la relazione e veniamo in qualche modo scalzati dalla nostra prospettiva, da quel centro illusorio da cui guardiamo il mondo.

Esperienza disorientante che, tuttavia, se accolta, ci permette di scoprire un altro rapporto con la realtà che ci circonda in cui non siamo più un centro statico ma parte di un tutto, di una danza, il cui movimento e ritmo è ispirato dalla musica della relazione tra gli elementi.

Perdersi mano nella mano per i vicoli è assaporare e gustare l'alterità che viene a far parte di noi, è un attimo di poesia nella vita.

Così, a un certo punto camminiamo con la scrittura, ad assaporare i paesaggi dell'alterità attraverso i quali possiamo vedere il nostro paesaggio interiore.

E può accadere di trovarsi in un luogo così intimo da risultare straniero.

L'ALTRO E LA CURA

«Se l'avete compreso, allora non è Dio. Se siete stati capaci di comprenderlo, allora avete compreso qualcosa che non è Dio. Se siete stati capaci di comprenderlo anche parzialmente, allora vi siete ingannati con le vostre stesse parole».
Sant'Agostino

Deserti

Camminava per le vie conosciute del centro storico, attraverso viuzze secondarie, per evitare la calca delle persone. Aveva bisogno di silenzio, di sentire il suo corpo che si muoveva.

Non amava la solitudine ma adesso la sentiva come un'esigenza profonda, nel momento in cui si calmavano le maree delle sue angosce di morte. Non le aveva provate subito, queste angosce, nella fase acuta della malattia, come spesso succede quando dobbiamo pensare alla sopravvivenza. Erano arrivate dopo, insieme alla percezione della sua vita, vuota.

Si sentiva come in un deserto e seguì l'impulso di tornare verso la sua casa ma, nell'uscire da un vicolo, seguendo un percorso ormai automatico si trovò all'improvviso spiazzata, come in una città sconosciuta; prese la direzione giusta, ma certamente in quel momento non poteva saperlo perché non c'erano direzioni.

Quanto durò questo momento di disorientamento? Forse una frazione di secondo ma fu un tempo lunghissimo nella sua interiorità.

Non sapeva dove era e cercava affannosamente un riferimento, anche piccolo, per ritrovare il conosciuto.

Si fermò nel tentativo di non far trasparire il suo terrore e all'improvviso tutto ritornò noto e familiare. Si girò indietro e vide, proprio di fronte all'uscita del vicolo da cui era sbucata, un negozio nuovo, aperto da poco. Era questo nuovo che l'aveva disorientata?

E, nel rientrare a casa, riaffiorò un ricordo dell'infanzia: era piccola, al mare, con la mamma, grandi distese di ombrelloni sulla riviera romagnola, doveva avere quella grande pala da muratore per scavare nella sabbia, come in una foto che aveva conservato.

Era andata a fare il bagno e il mare, il piacere dell'acqua, le aveva fatto dimenticare tutto, la pala, la sabbia, le sue cavalcate sul pony.

Si girò verso gli ombrelloni per ritornare, ma quelli che aveva di fronte a sé non le sembravano gli stessi ombrelloni; camminò, fece qualche passo ma era tutto uguale, una grande distesa anonima.

Si bloccò terrorizzata, con i piedi ancora nell'acqua. Come avrebbe fatto a trovare la sua mamma in mezzo a tutta quella folla?

La risata di Rinaldo, il bagnino, che le portava i secchi d'acqua per riempire le sue buche arrivò forte e la risvegliò come da un sonno profondo. Era lì davanti a lei, e la mamma era poco più in là che la osservava e la teneva d'occhio.

Aveva ritrovato il suo sguardo e fece tante prove girandosi e rigirandosi dal mare agli ombrelloni per dirigere lo sguardo nella direzione giusta, verso Rinaldo e verso la mamma.

Nessuno si era accorto di nulla.

Ripensò alle urla di Franco, legato al letto in ospedale, al suo deserto, al suo acquietarsi nel sentirsi visto, ascoltato.

Che cosa è che fa di un deserto il deserto?

Perdersi, alla ricerca del legame con le origini e la discontinuità

Scrive Carlo Rovelli in *L'Ordine del tempo*: «Il nostro presente pullula di tracce del nostro passato: "Noi siamo storie per noi stessi, racconti. Se tutto questo sparisse, esisterei ancora?"» (Rovelli, p. 152, 2017).

Il tempo della nostra interiorità che si tende come una corda dalla memoria all'anticipazione, è quello che fa di noi un'entità individuale.

Nella nostra anima sono depositati ricordi, emozioni, sensazioni, senza un ordine del tempo, che possono ritornare a essere presenti e vivi a partire da un evento fortuito.

Queste esperienze di rivelazione istantanea, di svelamento non in piena luce, incatturabili, feconde di nuova creazione, come quasi di nuovo riconoscimento, sono possibili a partire da un'interiorità che è in una relazione di non sapere con il mondo.

E, forse, proprio dal loro rinvenimento, nel momento in cui le prove della vita ci hanno sradicato dalla nostra illusoria posizione di statica centralità, può accadere di perdere i nostri riferimenti abituali e di non trovare più la strada del ritorno, di non ritrovare più il legame con ciò da cui siamo partiti, né di intravedere la strada per proseguire.

Siamo disorientati, spaesati, siamo in un luogo sconosciuto, estraneo. Sorgono la paura, il terrore. Ci blocchiamo paralizzati. Ci siamo allontanati troppo? Come tornare? O come proseguire?

Non è uno spaesamento solamente spaziale perché anche la dimensione del tempo cambia, è come se ci fossero dei buchi temporali che sottraggono sostanza a ciò che vive, in cui svanisce ciò che avevamo intravisto.

Entriamo in una dimensione altra.

«Non si tratta solo dell'incertezza legata al duplice mistero del prima e del dopo di noi, al nostro destino di caducità. C'è qualcosa di più, qualcosa che avviene dentro di noi, nel qui e ora, che è accaduto già al nostro sorgere e in ogni nostro attuale sorgere, nel salire sulla scena del mondo spogliati di ogni certezza e nel ritornare puntualmente a calcarla, qualcosa, in altre parole, che sperimentiamo ogniqualvolta le identificazioni che ci sostengono e che dovrebbero dirci chi siamo sono messe alla prova dall'aleatorietà della vita» (Stoppa, 2017, p. 64).

L'esperienza di svelamento, appena intravista, ci ha condotto in un luogo e in un tempo estranei che albergano nella nostra interiorità: la rivelazione che il familiare non è poi così familiare perché «la visione della realtà è il delirio collettivo che abbiamo organizzato, si è evoluto ed è risultato abbastanza efficace per portarci fin qui» (Rovelli, p. 177, 2017).

Perché sotto questa visione, il mondo reale è un mondo «strano e alieno [...] dove sono solo neve, roccia e cielo [...] una bellezza arida e inquietante: il mondo senza tempo» (Rovelli, p. 16, 2017).

È un incontro con lo straniero, con lo sconosciuto che abita dentro ognuno di noi.

Fare un viaggio verso l'alterità della propria interiorità, nelle vicende della vita, ci può condurre in luoghi altri da noi, intimi, così intimi da risultare estranei. È necessario perdere qualcosa di noi, dei nostri disegni, per trovare un nuovo cammino.

Come accade anche nelle favole, Cenerentola perde una scarpa, le briciole di pane con cui Pollicino aveva segnato un sentiero per ritrovare la strada di casa sono mangiate dagli uccelli.

Non è con gli schemi conosciuti che supereremo l'ostacolo. Ciò che ci condurrà è l'altro, un altro percorso.

La parola si inceppa, siamo pesci fuori dall'acqua, i nostri saperi non servono in questa nuova esperienza.

Nel deserto occorre ascoltare, affinare i sensi e la nostra attenzione, addentrandoci nella realtà interiore ed esteriore con un atteggiamento nuovo di fronte alle cose, con il rischio di perderci.

Ma non è che proprio perdendoci noi possiamo tracciare una *nuova* strada che ci permette di ritrovare un rinnovato senso nelle cose e anche forse un inedito legame con ciò da cui siamo partiti?

Anzi, forse, non ci siamo persi proprio perché ciò che cerchiamo non si può trovare lungo le strade precostituite del nostro sapere, perché è proprio ciò da cui siamo partiti che ci attira nella scia del suo profumo verso luoghi sconosciuti, verso quel centro vuoto e misterioso che ci abita?

Come il profumo di cui ci parla Lawrence d'Arabia in un suo delicato racconto che nasce da un'esperienza realmente vissuta, mentre si trovava in Siria, durante una visita ad alcune rovine dell'epoca romana:

«La base di tutti i credi semitici, vincenti o perdenti, era l'onnipresente idea della futilità del mondo. La loro repulsione profonda per la materia li portava a predicare la nudità, la rinuncia, la povertà [...] Mi

resi conto per la prima volta di questa loro idea [...] in una escursione
oltre gli ondulati piani della Siria settentrionale, per visitare un ammasso
di rovine romane. Gli arabi dicevano che un principe delle terre di confine
aveva costruito quel palazzo nel deserto per la sua favorita. Raccontava
la leggenda che l'argilla dell'edificio era stata impastata non con acqua,
ma con rare essenze di fiori. E le mie guide, annusando come cani da
caccia, mi portavano da una stanza rovinata all'altra, dicendo: "Questo
è odor di gelsomini, qui di viole, qui di rose". Finalmente Dahoum mi
invitò: "Venite a sentire il profumo più delicato di tutti", ed entrammo
nel salone principale, ai vani delle finestre, verso Oriente, aspirando a
grandi boccate il vento del deserto che lambiva le rovine; vuoto, inerte,
limpido, alito stanco nato in qualche luogo, oltre l'Eufrate lontano, ed
ora, dopo molti giorni di viaggio tra l'erba morta, giunto al primo osta-
colo: le mura del nostro palazzo rovinato, opera dell'uomo. E qui attorno
pareva che si attardasse, errando, con un mormorio infantile. Questo,
dicevano gli arabi, è il profumo migliore: non sa di nulla» (Lawrence T.
E., 2000, p. 33).

L'esercizio dell'amore

In questo cammino, intrapreso a partire dalla malattia,
abbiamo incontrato a sostenerci, nel momento iniziale e
tragico della nostra impotenza, la speranza. Abbiamo attraversato la *Notte oscura*, guidati dalle parole audaci della mistica e
della poesia, per tentare di gettare un ponte verso le regioni
dell'indicibile, fino ad arrivare alle prime luci dell'alba, nel
momento in cui si risveglia la vita.

Ci siamo affidati alla cura amorevole della scrittura, lasciandoci portare dalla sua corrente che ci ha condotto nuovamente a perderci, non in una notte ma in un deserto.

Un viaggio non pianificato, imprevisto, in cui siamo giunti
alle rovine di ciò che resta di noi e, dietro di loro, inaspettatamente, *il vento vuoto, inerte, limpido giunto al primo ostacolo*, quel
qualcosa che misteriosamente ci muove e ci ha mosso fino a
qui.

Sembra che questo qualcosa non si possa cogliere se non attraverso ciò che non è. «C'è qualcosa di non evidente e indimostrabile da cui dipende il lato inesauribile [...] qualcosa che ci sommerge con la sua invisibile presenza, qualcosa che, quando è inspiegabilmente assente, ci lascia in uno stato di curiosa inquietudine, qualcosa che non esiste, e che tuttavia è la più importante tra tutte le cose importanti, la sola che valga la pena di essere detta e proprio la sola che non si possa dire. [...] Questo "residuo di mistero" è la sola cosa che valga la pena, che importerebbe conoscere, e la sola che, neanche a farlo apposta, rimane inconoscibile. Decisamente il segreto, come quello della morte, è ben custodito, decisamente l'ignoranza umana è ben servita! [...] questo qualcos'altro che non è propriamente come le altre cose perché in generale non è né una cosa né qualcosa» (Jankelevitch, 2011, pp. 5-6).

La parola poetica nel suo dire, protegge la fragilità di questo indicibile che resiste alla nostra conoscenza perché è ciò che ci precede.

È possibile solo farne esperienza senza volerne sapere e non possiamo mai dire che sia veramente nostro perché ci supera.

Varrebbe la pena vivere se non ci fosse qualcosa che arriva da un oltre conosciuto da noi che ci stupisce?

Viviamo per andare oltre noi, oltre le nostre conoscenze; l'uomo costruisce case perché vuole uscire da un dentro verso un fuori, verso un'alterità che è nello stesso tempo il suo limite e il suo oltre.

«Per tutta la bellezza / io non mi perderò. Ma per un non so che / che si trova per ventura» (della Croce, 1991, p. 1060).

Quel non so che, che spinge san Giovanni della Croce ad uscire nella notte, guidato dal movimento oscuro del desiderio, alito incessante verso l'altro, che è sempre altro, sempre altrove, tutto e niente.

Esperienza che può essere accolta da un intelletto divenuto passivo, ricettivo (quasi che l'altro si facesse incontro, come la cosa al poeta, nello struggimento del suo attenderla) a partire dalla consapevolezza dell'inconsistenza della dimensione creaturale, dalla crudele esperienza della rinuncia al proprio sapere, volere; sacrificio di sé che può costruire il vuoto vitale, attraverso un cammino oscuro.

Un sentiero dell'impossibile, che attraversa la contraddizione assoluta, perché una cosa nega l'altra, tagliando alla radice le nostre abituali modalità di conoscenza, una via negativa che sottrae, svuota perché «il grande dolore della vita umana è che guardare e mangiare sono due operazioni differenti […] Eva è stata la prima, se mangiando un frutto, ha dannato l'umanità, l'atteggiamento contrario ovvero guardare un frutto senza mangiarlo, deve essere l'atto che salva» (Weil, 2008, p. 25).

Un cammino in cui siamo costretti a decentrarci, a rinunciare alla nostra immaginaria collocazione al centro del mondo: «Rinunciarvi, significa destarsi al reale, all'eterno, vedere la vera luce, udire il vero silenzio, si produce allora una trasformazione […] si vedono gli stessi colori, si odono gli stessi suoni, ma il modo di vedere e udire non è lo stesso» (Weil, 2008, pp. 119-120).

Una non via per avvicinare l'essere a quel centro di vuoto, in cui per il mistico e per il poeta risiede la pienezza, nel suo essere vuota, per amore di ciò che, forse, come ci suggerisce Maria Zambrano, il poeta ha già incontrato.

«È una pienezza che si sorprende volgendo lo sguardo, e che si sottrae non appena pretendiamo di coglierla alla stregua di cosa presente. Anima tace, secondo Claudel, appena Animus la guarda» (Jankelevitch, 2011, p. 64).

Anima tace quando la vogliamo comprendere, tenere con noi, presente, sempre: desiderio impossibile di strapparla alla morte oppure siamo noi che vogliamo sottrarci alla nostra?

Facendola diventare cosa morta che non deve patire la morte, per non essere soggetti al patire del vivere.

Vivere è un *patire* a partire dall'amore, perché «se non ci fosse affetto, non ci fosse amore, non ci sarebbe il dolore dell'assenza» (Rovelli, 2017, p. 105).

Ed è l'amore stesso a introdurre una mancanza, a scavare un vuoto dentro di noi, particolare per ognuno, un vuoto che è un *sentore di un qualcosa*.

È questo sentore fuggente che ci ha fatto partire alla ricerca di questo *non so che*, che ci manca.

Ciò che ci manca è ciò che manca al nostro sapere.

Ma non ne vogliamo sapere, perché questa mancanza non è dell'ordine del sapere ma dell'amore.

L'amore sfugge al nostro sapere come la morte.

Per questo la luce del mistico e del poeta è la tenebra, perché è solo nel buio delle nostre modalità di conoscenza, che possiamo incontrare l'altro e noi stessi.

Questo stato di grazia che ci coglie sempre impreparati, nonostante lo cerchiamo, ma non è mai ciò che cerchiamo perché è ciò che troviamo, non ci dà appagamento e benessere.

Ciò che intravediamo, per un istante è, anzi, «principio di inquietudine e di incompletezza [...] di aporia e di fecondo inappagamento: [...] chi intravede, infatti, desidera vedere ciò che intravvede. [...] L'intravvedimento, tendendo alla visione ci costringe a cercare, e il vuoto stesso che spira all'interno di questo vuoto seminascosto, ci attrae e inquieta» (Jankelevitch, 2011, p. 93).

E, tuttavia, è proprio l'*esercizio*[3] del rimanere nell'*intravedimento*, rinunciando alla visione piena, uscendo dalla logica del possesso, a testimoniare la possibilità dell'amore.

---

[3] Dal latino exercère composto da ex (fuori) e arcere (allontanare) indicando, forse, nel significato originario, una tensione all'uscita dalla propria tranquillità domestica e familiare.

Fermi nel movimento dell'attesa, rivolti all'irripetibile mistero dell'altro al quale «l'anima mia si è data, / tutti i miei beni sono a suo servizio; / non pasco più la greggia, non ho più altra cura, / che solo nell'amare è il mio esercizio» (della Croce, 1991, p. 501).

Il cancello dell'incertezza

Un sentiero in mezzo al bosco, poi i cipressi con il loro profumo di riposo fino a un vecchio monastero del Seicento, sopra, dove tutto finisce.

Non c'è un campanello al cancello ma una campana solitaria, tenuta da una vecchia corda.

Lo sguardo si allarga a bere il verde delle montagne, prima di tirare quella cordicella, come fosse un gesto che con la sua precisione potesse decidere del mondo, del suo mondo.

Disturbare quel luogo con la sua presenza ingombrante, piena; un'incertezza: ritornare attraverso i cipressi, attraverso il sentiero nel bosco, giù verso la valle?

Ma il rosso del tramonto la scuote come un tuono da dentro e sente il suono di quella campana, più volte. Chi aveva suonato?

È tardi, non potrebbe tornare, viandante colto di sorpresa dal buio, nel suo cammino solitario, viandante che ha bisogno di un riposo, di un riparo per la notte.

Arriva una figura azzurra ad aprire il cancello, furtiva, uscita dal buio, azzurra e silenziosa.

La porta in una stanza di quel vecchio monastero, una piccola cella, un letto, un tavolo davanti alla finestra sul verde della montagna, un inginocchiatoio, una vecchia stufa che già arde con la legna.

La aspettavano, la sua stanza è già preparata e arriva una cena frugale prima della notte.

Un sonno profondo, la campana che suona, prima dell'alba, la stufa è spenta ed è freddo, faticoso uscire dal tepore del letto.

Fuori è tutto buio, lo sapeva, glielo aveva detto quella figura azzurra e silenziosa che per andare alla cappella avrebbe dovuto attraversare il bosco perché non poteva passare dalla clausura.

Si incammina fuori, passa davanti al cancello delle sue incertezze, ed entra nel bosco.

Presenze in agguato, la fissano, dentro quel bosco, vicine, così vicine che forse sono dentro di lei, sono i suoi pensieri che singhiozzano strani canti di uccelli. Una densità senza vuoti le viene addosso da dovunque, comincia a correre verso la cappella, vergognandosi delle sue paure, verso un varco, un vuoto, fuori da quella pienezza spaventosa.

È un'estranea, lo sente, anche le altre presenze la sentono così, il suo passo troppo pesante aggredisce quel luogo puro di presenza.

Arrivano dei canti insieme all'alba, quanto tempo è passato dal suo incamminarsi?

La cappella nascosta dietro gli ulivi, entra.

Ascolta, tace e non sa perché quel lungo viaggio in quel luogo, aspetta, si muovono i canti verso di lei da quelle grate.

Poi il silenzio che arriva a lei separata, dolce, senza ricordi.

Entra la luce abbagliante del giorno, nella piccola cappella, come ad alzarla dal suo silenzio, un'altra figura azzurra le fa un cenno e le dice che Anna Maria la sta aspettando, per questo era lì, per incontrare Anna Maria.

Ripercorre il sentiero nel bosco ridendo delle sue paure ora che la luce rivela i contorni delle cose.

Anna Maria è seduta in attesa di lei.

Non è Anna Maria il suo nome e ora Anna Maria non c'è più ma anche il suo vero nome non era quello perché anche quello aveva abbandonato, dopo aver suonato la campana di quel cancello, forse anche lei di sera, al tramonto.

Uno sguardo da un altro mondo che aspetta lei, proprio lei, che ritorna dopo un lungo viaggio.

Lei che è di passaggio, viandante, per una notte.

Ma, lo sente, è un ritorno.

Anna Maria, solitudine che canta il silenzio vuoto in cui riposare, lì, oltre il cancello, perché fuori non possono sapere che lei canta il suo silenzio per tutto il mondo.

Canta per la terra desertificata, per il rumore che annienta, per la nebbia che offusca gli incontri, per l'eunuco della regina Candace?

Solitudine audace.

Solitudine compagna.

Solitudine che attende.

Il silenzio dei cipressi, degli uccelli del bosco, del nascere e del morire, in questa vita, in un altro mondo, canta.

«L'Amato è le montagne, / le valli solitarie e ricche d'ombra, / le isole remote, / le acque rumorose, il sibilo dell'aure amorose;

È come notte calma / molto vicino al sorger dell'aurora, / musica silenziosa, / solitudin sonora, / è cena che ristora e che innamora» (della Croce, 1991, pp. 14-15).

Una fotografia

Guardo quella fotografia che porto sempre con me, siete in quattro, due sorelle, un fratello e la vostra mamma, tu sei seduta davanti con la sorella più piccola.

I piedi lunghi dentro quei sandali consumati, incrociati, con il sinistro più avanti come per partire subito dopo lo scatto e le mani in grembo.

La mano destra tiene dentro la sinistra come per un abbraccio che ti dai.

Gli occhi che sorridono, anche se la bocca è ferma, sorridono senza sorridere.

Quanti anni avevi, otto, dieci?

Che giochi facevi? Non so queste cose.

Ma so che la vita, per te, non ha mantenuto le promesse che sentivi nel cuore.

Ancora speri con la gamba sinistra che vuole partire, con la mano destra che abbraccia la sinistra, inchiodata ai tuoi doveri.

Da quella fotografia mi guardi, enigmatica, come per darmi un segno, regalo che non so.

È il tuo guardarmi il regalo?

Il tuo sogno sussurrato nella prigione della notte?

Perché incatenati, si sogna anche da svegli.

Da lì bisogna passare, dalle catene del buio, per sperare.

Lo hai sempre saputo che si tratta di consegnare, qui, in questa vita, tutto il nostro sogno, non un pezzettino.

Consegnarlo anche se siamo incatenati.

Tutto a chi amiamo.

Rimanendo, come un fico piantato che dà frutti, quelli che tu preferisci.

Ti guardo in quella foto che mi fa compagnia, la tua gamba, le tue mani, i tuoi occhi.

Presenza scontata in questa avarizia del vivere.

Il fico darà i suoi frutti?

Trilogia di Penelope: un'altra storia

La distruzione della tela

Era una scusa quella tela, una scusa stupida, la più vecchia del mondo. Per un po' ci si può credere, ma poi bisogna arrendersi all'evidenza, che una donna non ti vuole, quando la scusa è sempre la stessa, quella della tela.

Era ancora bella Penelope, nonostante l'età e nonostante che quel fare e disfare le avesse aguzzato gli occhi e incurvato le spalle.

Non parlava altro che di quella tela, di quanto sarebbe stata bella una volta terminata, ma in realtà aveva trasferito su di lei tutto l'amore per quel marito lontano.

Faceva e disfaceva quella tela, non tanto per paura dei pretendenti proci, quanto perché, se l'avesse un giorno terminata, non avrebbe saputo dove poter mettere la sua dedizione.

La dedizione era il suo tratto caratteristico, quello per cui sarebbe passata alla storia.

E, certamente, nessun altro uomo poteva raggiungere le altezze di quel marito lontano, prode viaggiatore, che l'aveva conquistata con i suoi racconti e con la sua galanteria.

Poi se ne era andato, per impegni cui non poteva sottrarsi, ed erano passati molti anni.

Ogni tanto le faceva mandare dagli dei qualche sogno, quando sentiva che lei cominciava a non poterne più di quella tela e di aspettarlo.

Penelope, effettivamente, iniziava a non poterne più di quella tela e uno dei proci, una persona semplice, non certamente all'altezza di Ulisse, la andava a trovare sempre più spesso e col passare dei giorni, Penelope, cominciava a dimenticarsi del suo lavoro.

Un giorno, lui la invitò a fare un bagno al mare. Penelope accettò e, quella sera, si dimenticò di disfare la tela.

Così andava anche da sola, di nascosto dal suocero, a nuotare, pur di non stare al telaio.

Laerte, infatti, che, ormai molto anziano, aspettava quella tela per poter morire in pace, si era accorto che qualcosa era cambiato in Penelope e la faceva controllare dalle guardie.

Ma Penelope, aveva bisogno di quelle uscite e aveva trovato tutti gli stratagemmi per sfuggire a questi controlli; la tela rimaneva lì, senza che lei avesse bisogno di fare e disfare. Odisseo, diceva tra sé e sé, non c'è, forse è morto.

Restava il problema della storia e di come sarebbe stato diverso il suo corso se lei avesse lasciato di fare e disfare.

Ma ormai non ne poteva proprio più, né della tela né di Odisseo perché, in realtà, quella tela e Odisseo erano la stessa cosa.

E in un momento di rabbia la fece in brandelli.

Invidia

E così Penelope rimase sola. Sentiva la mancanza del suo Odisseo ma percepiva che questo sentimento, da quando aveva fatto in brandelli la tela, si stava trasformando.

Il figlio era ormai grande e autonomo, non aveva più impegni, e le sue giornate passavano leggendo, riflettendo, spesso da sola.

Da un po' di tempo, infatti, sull'isola ognuno pensava a se stesso e alle proprie cose, l'unica persona che incontrava era un'amica il cui marito era partito con Odisseo per quel lungo viaggio.

Facevano lunghe passeggiate al mare e Penelope la ascoltava, anche per cercare di districare quei fili attorcigliati dentro di sé; percepiva, dal racconto dell'amica, che le qualità che l'avevano attratta nel marito, erano diventate ora i suoi difetti e l'amore si era trasformato in rancore e in invidia.

Un sentimento, questo, che l'amica negava, ma era evidente che era come la volpe che non riusciva a raggiungere l'uva.

Penelope notava che l'amica provava la stessa mancanza e avidità che si sperimenta nella passione amorosa e si chiedeva se la passione amorosa e l'invidia non fossero in fondo la stessa cosa, le due facce di una stessa medaglia.

Era rosa dall'invidia per il marito, questo sentimento la tormentava, ma non poteva fare a meno del pensiero di lui, non poteva rinunciarvi, perché era come se lei avesse certezza della sua realtà solo specchiandosi in lui.

Penelope si accorse, così, che l'invidia era ciò che vi era di più diffuso, non solo sull'isola, ma anche tra gli dei; si ricordava, infatti, della sua collega tessitrice Aracne trasformata in ragno da Atena, per invidia.

Comprese, anche, che in una società in cui il desiderio mimetico è il padrone, ciascuno contribuisce a fare dell'esistenza un deserto.

Prese consapevolezza di ciò che le stava accadendo, di come si andava trasformando l'amore per il marito e si vide come Atena che aveva distrutto la tela di Aracne.

Non voleva questo. Sentiva che quel mondo, anche il suo mondo, apparentemente desertico e vuoto, era in realtà troppo pieno e che andava svuotato.

Aveva bisogno di solitudine, non di isolamento, ma di uno spazio vuoto, di una discontinuità.

Amore

La vita di Penelope, apparentemente, agli occhi di chi la guardava, non era cambiata, nessuno sapeva che lei aveva distrutto la tela.

Faceva sempre più spesso le sue passeggiate sulla sabbia e le sue nuotate in solitudine, si crogiolava al sole dopo il bagno per riscaldarsi, ascoltava il rumore del mare e il canto degli uccelli, ormai li riconosceva dai loro suoni e si chiedeva se anche la loro fosse una lingua.

Talvolta si perdeva, assorta, e ritornava a casa al tramonto con una sorta di felicità, quasi come fosse innamorata.

Sentiva la mancanza di Odisseo, ma non era quella febbrile di prima, lo pensava con tenerezza proprio a partire dai suoi difetti, da quelle cose che lui, prode navigatore non voleva mostrare al mondo.

Leggeva, talvolta scriveva qualcosa, andava a trovare con maggiore frequenza Laerte, all'inizio per un senso di colpa che provava per aver distrutto la tela, ma poi sempre più perché le faceva piacere la sua compagnia.

Con lui non aveva bisogno di dimostrare nulla e spesso stavano lì l'uno accanto all'altra in silenzio e anche Laerte aveva smesso di chiedere della tela perché non gli interessava più di morire.

Gli abitanti dell'isola la compiangevano per la sua solitudine ma a lei non importava granché del giudizio degli altri, lasciava che la sua vita scorresse, così, apparentemente nell'inutilità.

Ogni tanto si sedeva davanti al suo telaio, che aveva ormai abbandonato da lungo tempo, e stava lì, con un grande desiderio di ricominciare, ma anche con la paura di non essere più capace.

Arrivò l'inverno e, per la pioggia, usciva meno di casa. Un giorno decise di ricominciare a lavorare al telaio.

Fu una grande fatica i primi giorni, faceva e disfaceva, questa volta non per imbrogliare i proci, ma perché il lavoro non veniva bene.

Stava lì delle ore a quel telaio e alla fine della giornata, spesso, il lavoro era scarso e di scarsa qualità.

Ma lei era lì, tutti i giorni, la schiena sempre più curva e gli occhi sempre più aguzzi, la sedia di Odisseo, vuota, davanti a lei.

Le mancava Odisseo, filo rosso di lana purpurea che le sue mani sapienti e delicate intrecciavano con l'ordito bene allineato.

Si abbandonava a questo filo che la attraversava, sapienza antica e nuova, fili che si incrociano nel tempo, intrecci imprevisti, stupore davanti a ciò che prende forma, fare e disfare.

Desiderio profondo di ritrovare la precisione della tessitura.
Filo rosso di lana purpurea, amore che prende forma.
Penelope stava al suo telaio, la sedia vuota davanti a lei.
Per le persone dell'isola non era cambiato nulla e nemmeno per la storia, perché Penelope continuava a fare quello che faceva prima, il suo lavoro: fare e disfare la tela.

La sedia vuota

«[...] Resterà quel movimento, il più difficile dello stare "fuori di sé". "Vivo ormai fuori di me" diceva santa Teresa, e non è una condizione che appartiene soltanto a lei. Vivere fuori di sé per essere oltre se stessi. Vivere disposti al volo, pronti a qualunque partenza. È il futuro inimmaginabile, l'irraggiungibile futuro di quella promessa di vita vera che l'amore insinua in chi lo sente [...] che raccoglierà tutti i sogni e le speranze, da cui scaturisce la creazione, il non previsto. È la libertà senza alcuna arbitrarietà. Ciò che attrae il divenire della storia, che corre alla sua ricerca [...] Quel fuoco senza fine che soffia nel segreto di ogni vita. Ciò che unifica il volo che trascende vita e morte, semplici momenti di un amore che rinasce sempre [...] l'inaccessibile che discende in ogni istante» (Zambrano, 2001, pp. 251-252).

La malattia, l'amore, la cura, la scrittura, si sono intrecciate in questo lavoro, come nella metafora della tessitura. Il filo rosso è senza dubbio rappresentato dalla malattia, con lo *squilibrio* che essa comporta.

Tale squilibrio può rivelarsi un'opportunità per ritornare a interrogarci a partire dalla provvisorietà delle nostre esistenze. La malattia, infatti, come qualsiasi altro evento traumatico che ci ponga di fronte all'indicibile, al non sapere, può rappresentare per ognuno di noi quel tempo opportuno ed efficace, per rispondere all'appello di una domanda che ci riguarda.

Perché, in questo tempo, la domanda insiste, rispetto ad altri tempi della nostra vita nei quali l'apparente equilibrio non pone questioni e interrogativi.

Forse, la malattia, svela una condizione che è sempre presente nell'essere umano, anche nei momenti di apparente quiete, quando sembra che nulla intervenga a turbare la sua stabilità, come se quest'ultima fosse una pellicola di protezione per evitare l'angoscia del contatto con la *verità dell'irriducibilità di reale su cui l'essere umano si costituisce in quanto essere vivente*.

Scrive Miguel De Unamuno: «L'uomo per il fatto di essere uomo, di avere coscienza, è, già, rispetto all'asino o al gambero, un animale malato. La coscienza è una malattia» (De Unamuno, p. 25, 2003).

Come ben sanno gli equilibristi, l'equilibrio è una condizione precaria e in realtà non siamo mai fermi, non esiste in vita un'immobilità assoluta; il camminare su una fune, come dovrebbe essere il camminare nella vita, è un esercizio di attenzione.

Non esiste un equilibrio se non come risultato di numerose forze che ci squilibrano.

Trovare la propria stabilità, quando i movimenti che facciamo sono ridotti al minimo, è semplice, lo squilibrio è minimo, ruotiamo sempre vicinissimi al nostro centro.

Ma è nel momento in cui i nostri movimenti, per desiderio o per necessità, devono allontanarsi maggiormente che diventa più difficile ritrovare l'equilibrio, quando siamo chiamati lontano, da noi, dalle nostre rassicuranti certezze, come nella malattia, nelle relazioni amorose, nelle separazioni.

Amare, portarsi fuori di sé verso l'altro, con il rischio che non ci sia nessuno a prenderci, accettare che una malattia o un evento decisivo della nostra vita "ci metta in crisi", ponendoci in relazione con le zone oscure di noi stessi e dell'altro, sono scelte, che spesso, provocano sofferenza o che richiedono cambiamenti radicali di vita.

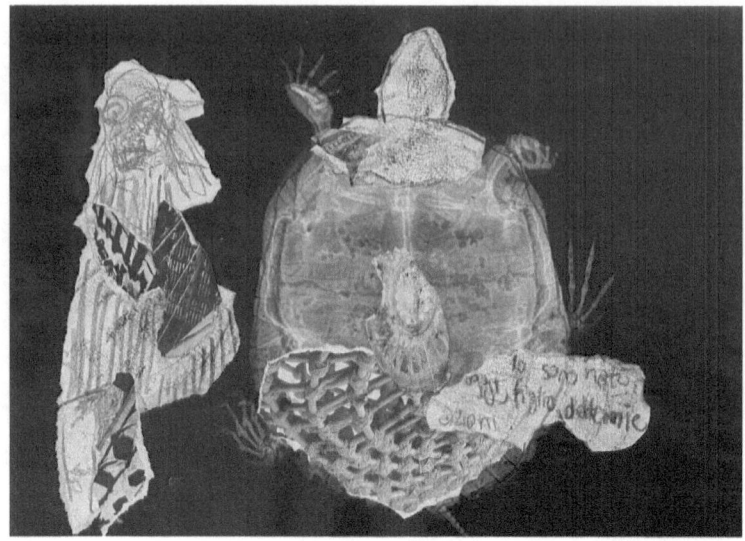

Può essere necessario, talvolta, spostare il nostro centro di equilibrio, ma preferiamo continuare a fare piccole oscillazioni intorno a noi, che ci permettono di tornare subito al nostro posto, nel momento in cui incontriamo una difficoltà. In questo modo non ci regaliamo mai nessuna esperienza, non permettiamo nemmeno agli altri di viverla.

Ruotiamo sempre intorno a noi stessi concedendoci piccole uscite, nella nostra zona di *comfort*, per prendere e portare a noi, accumulando eventi, non esperienze. Una pienezza angosciante, nullificante.

Ci sono, tuttavia, alcuni accadimenti individuali e collettivi che costringono ad allontanarsi da sé, con l'impossibilità di fare affidamento sul proprio sapere; è quello che stiamo vivendo in questo momento, nell'attuale pandemia da coronavirus, che ci ha trovato scoperti, sguarniti proprio della capacità di correre il rischio.

Sotto le conoscenze acquisite, i protocolli, le linee guida, c'è un vuoto di capacità di sapersi muovere, appunto nel vuoto, vuoti.

Il coraggio di superare un limite nasce non dall'accumulo dei saperi ma dal saperci fare a partire da un sapere che manca.

Serve allenare questa capacità, a livello individuale e collettivo, promuovendo politiche sanitarie che favoriscano non solo i risultati di produzione ma anche il lavoro in équipe nelle istituzioni sanitarie attraverso la tutela dei più fragili, l'interrogazione più che la risposta.

Uscire, portarsi fuori di sé, chiamati dall'appello dell'altro, con il rischio di soffrire è l'unica maniera per cercare di rimboscare i deserti delle nostre relazioni.

In queste situazioni non possiamo contare sulle nostre conoscenze acquisite, ma dobbiamo accettare il rischio, quello di soffrire, di cadere, di farci del male.

Non sono gli accadimenti della vita ma è la nostra *presa di posizione soggettiva* di fronte a tali eventi che ci offre l'opportunità, non esente da rischi, di trasformarli in esperienze.

In questo senso l'*assunzione* della malattia e con essa della perdita, può consentire di recuperare quel «filo perduto che lega le parole alle cose» (Stoppa, 2017, p. 22), ed è questo un processo che *«mira a trattare l'Altro, che è il corpo reale, in quanto non completamente sottomesso e compreso dalla coscienza del soggetto»* (Bonetti, 2009, p. 47).

Nell'attraversamento dell'evento traumatico della malattia entriamo in contatto con quel reale che ci abita, con l'*estraneo* per eccellenza che è il nostro corpo, con la sua irriducibilità, con l'impossibilità a essere completamente compreso dentro le maglie del registro simbolico.

Entriamo, in qualche modo, in un rapporto di intimità profonda con quel *fuori* che abita dentro di noi che è fonte di angoscia perché non controllabile, non assoggettabile, fuori senso appunto.

«È il momento di convocazione massima dell'ordine simbolico in cui tuttavia il linguaggio è impotente a coprire completamente il reale, ma è proprio *l'assunzione di questa irriducibilità che introduce il processo di sostituzione»* (Bonetti, 2009, p. 53).

Assumere la propria malattia, significa accettare la nostra dipendenza da un qualcosa che non ci appartiene, il nostro corpo, matrice vivente che rivela il contatto profondo tra la vita e la morte. Non è possibile vivere se non nella consapevolezza del morire che già attraversa in ogni momento la nostra vita.

C'è un lutto necessario dentro l'esperienza della malattia che ci rende responsabili proprio di ciò che non ci appartiene, da cui dipendiamo e che non possiamo ridurre a noi ed è nel seno di questa esperienza che scopriamo il seme della nostra libertà, in quelle catene che ci legano al mistero della nostra corporeità.

Nell'attraversamento del lutto, siamo liberati dall'ideale di onnipotenza del nostro io e possiamo scoprire che questo *nostro corpo altro* destinato alla morte è anche la fonte inesauribile della *nostra vita altra* che ci attraversa, proprio perché sgorga da un luogo a cui non possiamo accedere, sorgente altra che non è nostra.

In questo senso la malattia può essere un'esperienza di liberazione, una libertà che è possibile trovare proprio nelle catene che ci legano all'alterità del corpo che ci abita.

La consapevolezza della nostra impossibilità a dirigerlo, ci porta a un atto di *resa* che non è rinuncia a vivere ma al nostro *tutto voler sapere*, alla nostra volontà di potenza sulla vita e sulla morte.

In questa resa si ammorbidiscono i nostri canali di relazione che non sono più costretti a irrigidirsi per bloccare il flusso di questa alterità che spaventa per il suo effetto di «potenziale disgregazione della propria immagine narcisistica» (Stoppa, 2017, p. 98) e possiamo anche trovare inediti *modi di trattare* con l'altro che incontriamo.

La vita altra ritorna a scorrere attraverso di noi, per noi, per l'altro come un dono in cui riconosciamo qualcosa di profondamente nostro ma nello stesso tempo comune a tutti.

È con questo dono che possiamo ritornare alla vita, andare incontro all'altro, *dono che è un donarsi* che è restituzione di quel *niente* in cui ci ha trasformato l'amore.

Arrenderci, finalmente, alla nostra umanità, è poter intravedere quel filo d'amore che ci lega agli altri perché, come nella malattia anche «ogni autentico legame d'amore ha alla base l'attraversamento di un lutto, rappresenta "ciò che in ciascuno segna la traccia del suo esilio" dall'Ideale, la caduta definitiva di qualsivoglia illusione di ricomposizione dell'infranto. All'altro si arriva sempre a mani vuote e l'amore non è mai un complemento ma un supplemento del nostro essere […] Non serve a coprire la mancanza – l'altrui o la propria – ma a metterla a frutto» (Stoppa, 2017, p. 99).

La sedia vuota è, così, nello stesso tempo il segno di una vittoria e di una sconfitta, come per Christina, nel racconto di Oliver Sacks *La disincarnata.*

È una vittoria perché è una *forma del vuoto* che la cura ha saputo ricavare, scavando nella nostra illusoria integrità, in quella delle nostre relazioni, rivelando la loro *necessaria incompletezza.*

È uno spazio bianco che permette alla mancanza di scriversi per tracciare un nuovo cammino quando quello vecchio sia stato cancellato o non più percorribile, testimonianza del lavoro che è l'amore stesso a compiere in noi, negli attraversamenti oscuri della nostra vita, quando sappiamo arrenderci alla sua intelligente guida.

Ma questa vittoria non può che nascere da una feconda sconfitta, dall'urto contro il muro impenetrabile delle urla di Franco, del dolore incontenibile di Lucia che ci chiedono di prenderci cura di ciò che *non può essere curato*, la loro particolare umanità che è porta di accesso alla nostra.

La cura, svuotata anch'essa della sua illusoria potenza e completezza, decompletata dall'incontro con l'irriducibilità dell'altro, diventa un'*attesa instancabile* dell'altro, qui, su questo limite che è anche soglia, «spazio dell'incontro possibile, il punto di innesto della relazione con gli altri» (Stoppa, 2017, p. 112).

Eppure, possiamo chiederci, questa immagine, che sta al posto di qualcos'altro, questa sedia vuota che è arrivata, librandosi leggera, da *non so dove*, posandosi precisa in un momento di questa storia, metafora che può essere fonte di inesauribili interpretazioni, non è forse lì come segno di altro? Limite che si affaccia sull'oltre, mistero che chiede di non essere svelato.

Perché c'è qualcosa che sfugge, che non si lascia prendere, come il baluginare improvviso di una lucciola in una notte d'estate, che appare, scompare e riappare.

Certo, la possiamo catturare, ridurre, sottrarre al suo volo, per concluderla e inanimarla, ma non vogliamo farlo per non tarpare le sue ali e le nostre.

La lasciamo andare come la sabbia che scivola tra le dita quando le mani non sono chiuse per trattenerla, perché il suo passare non è la stessa cosa del suo rimanere.

Così questa scrittura, non del tutto nostra, è sfuggita dalle nostre mani, per posarsi in parole provvisorie, scritte sulla sabbia, tracce incomplete verso ciò che resta, filo rosso di lana purpurea per qualcuno che voglia iniziare una nuova storia.

E tra le mani, dopo che la sabbia le ha attraversate: *Venite a sentire il profumo più delicato di tutti...*

La *sua* presenza, in quel profumo, che ci attira, ancora.

ANCORA

> «E ancora si muove
> il demone in me
> nel corpo prigione
> nel corpo corvée».
> Marina Cvetaeva

Le parole che ricostruiscono

«Con lieve cuore, con lievi mani / la vita prendere, la vita lasciare».
Hugo von Hofmannsthal

Non riusciva a dormire, si alzò, l'orologio appeso nella sua cucina segnava le tre, dopo tanto rigirarsi nel letto aveva deciso di alzarsi. Si erano mescolati tanti pensieri nel suo dormiveglia e, insieme con questi, il ricordo di Antonio, un paziente affetto da morbo di Parkinson, visitato il giorno precedente presso il domicilio.

L'immagine di lui, disteso su quella poltrona, con le gambe che penzolavano fuori, troppo lunghe per poter essere contenute, non la abbandonava.

Cercava di non portarsi i pensieri del lavoro a casa ma, alcune situazioni estreme con cui ci confrontiamo, talvolta, non ci lasciano.

La moglie, anche lei invalida, le aveva detto che Antonio stava lì da circa venti giorni, da quando era stato dimesso dall'ospedale. Su quella poltrona passava la sua vita e svolgeva tutte le sue funzioni perché, dopo il recente ricovero, aveva perso completamente la sua autonomia, e, senza sollevatore, non era possibile spostarlo.

Antonio non si lamenta, guarda, ascolta, si lascia fare, quando viene visitato, pulito, lavato, lì su quella poltrona sulla quale scorre la sua vita, in attesa del letto e del sollevatore.

Il sonno non le tornava, lo stridore tra quello stato di degradante umiliazione e la grazia di quel volto antico, di quello sguardo carezzevole nel consolarla della sua impotenza, non la abbandonava.

Le parole sussurrate di Antonio, le uniche, mentre stava per uscire: «Speriamo di farcela a migliorare», le sue: «Ci proveremo, insieme, Antonio».

Decise di preparare gli accertamenti che avrebbe dovuto portare al controllo il giorno successivo, era passato un anno dalla sua operazione al seno per un tumore.

Ricordò i giorni che avevano preceduto l'intervento, vissuti, come molti altri pazienti, nel terrore di essere contagiata e di non poter essere operata, la chirurga che l'aveva presa in carico, la sua forza e sensibilità, oltre alla sua professionalità, nel saperla accogliere e ascoltare, gli infermieri, i colleghi, tutto il personale di assistenza di quel reparto, la stanza inondata di luce in cui si era risvegliata dopo l'anestesia.

E poi, dopo l'intervento, un lungo percorso, la radioterapia, i controlli, quel farmaco che stravolgeva il suo corpo e che avrebbe dovuto prendere per parecchi anni.

Le attese, lo sconforto, i momenti di improvvisa incomprensibile gioia, il pianto, il vuoto, la paura, la serenità inaspettata, tutto questo con un'intensità mai provata prima.

Era dimagrita, il suo corpo e il suo seno, durante la malattia, erano cambiati e non era solo la sua immagine a essere mutata, quando si guardava allo specchio, ma un qualcosa di profondo, la percezione oscura e confusa della mancanza di un fondamento su cui appoggiarsi.

Provava quello che tante pazienti che avevano attraversato la sua stessa esperienza le avevano raccontato.

Non poteva più abbandonarsi, come prima, a questo corpo che era diventato estraneo, ostile, con i suoi segnali confusi che la mettevano in allarme; avvertiva come una divisione profonda tra lei e il suo corpo, una sensazione di separazione, un dolore lancinante per quell'intimità perduta e irrecuperabile con se stessa.

Corpo divenuto strumento di sopravvivenza, prigione, sepoltura.

E non erano solo la sua immagine e la sua identità a essere ferite, era stato reciso quel filo che la legava a se stessa.

Quel seno che, nei passaggi cruciali della sua esistenza, l'aveva accompagnata nella costruzione della sua identità era come se non le appartenesse più; era svuotato, non solo nella carne ma soprattutto nel suo desiderio di andare verso la vita, della possibilità di ritrovare in se stessa una casa.

Si era recata, come le aveva consigliato l'oncologo, dal chirurgo plastico, nonostante le sue forti resistenze, perché lo sapeva che non si trattava semplicemente di ricostruire un pezzo di carne.

Lui l'aveva accolta con grande delicatezza e, dopo essersi velocemente reso conto della situazione, le aveva detto quanto lei già sapeva e cioè che non era possibile alcun intervento di ricostruzione.

Era tornata alle sue occupazioni, dopo quella visita, apparentemente non turbata. Ma, passato qualche giorno, quello sguardo che valutava con estrema professionalità e competenza il suo corpo per intravedere qualche possibilità, senza trovarne, la assalirono.

Non riusciva a liberarsene, avvertiva un'angoscia profonda cui non riusciva a dare nome e che non comprendeva: era abituata nel suo lavoro a confrontarsi con persone che presentavano danni permanenti e irrecuperabili, sapeva che tutto non si può riparare.

Ma ciò che sentiva come una ferita irreparabile non era il suo corpo ma lo sguardo dell'altro rivolto ad esso.

Nel percorso di una malattia, soprattutto se cronica, il corpo diviene necessariamente oggetto di valutazione, è il paziente stesso che lo chiede al medico.

E, per il medico, è un compito quasi impossibile far convivere queste due dimensioni, quella di un corpo che è necessario oggettivare e richiede distanza e quella di un corpo in quanto manifestazione della soggettività dell'altro.

Sapeva queste cose, ci aveva riflettuto spesso nel suo lavoro di medico ma, ora, questa esperienza le permetteva di viverle e patirle sulla propria pelle.

Aveva deciso, così, di scrivere alla collega che l'aveva operata. Scrisse non solamente del suo problema fisico ma anche di quello che provava, scrisse di sé senza vergogna, era la sua storia che prendeva corpo in quelle righe.

Aveva ricevuto in maniera sollecita questa risposta: «L'intervento per tumore alla mammella termina con la ricostruzione che non è una parte accessoria ma essenziale del percorso. Abbiamo delle limitazioni, come la radioterapia, ma bisogna cercare di trovare una soluzione o perlomeno provarci».

Aveva sentito come una carezza sul viso da quell'*abbiamo*.

Speriamo, ci proveremo insieme...

Parole semplici intessute di sguardi, silenzi, attese.

Ciò che resta.

Quando la malattia cura

«Egli entra ed esce da quelle case e sa che ben poco può fare per quella gente, e ben poco crede alla sua stessa arte, ma siede al capezzale di ognuno e vi rimane. Egli porta con sé il solo farmaco vero: lo sguardo inconfondibile di chi è pronto a vegliare con noi; [...] di chi ha imparato a ricordare di continuo, a sé e agli altri, quel che possa valere il dolore quando lo raccolga lo specchio di un amore senz'ombre»

Cristina Campo

I pilastri su cui si fonda questo libro sono tre, situati rispettivamente all'inizio, al centro e al termine della narrazione.

Si tratta di tre racconti in cui l'esperienza dell'io narrante si confronta con tre personaggi, pazienti reali incontrati nei servizi di riabilitazione, ai quali abbiamo dato il nome di Franco, Lucia e Antonio.

Le urla di Franco, Antonio con la sua sofferenza muta, Lucia e il suo dolore: non solo pazienti ma anche compagni di viaggio.

Queste narrazioni sono come dei crocevia che imprimono delle direzioni alla scrittura, momenti decisivi in cui chi scrive si pone in relazione con un altro; non si tratta di proiezioni immaginarie, l'altro non è uno specchio in cui possiamo ritrovare noi stessi, ma è colui che in virtù della sua irriducibilità e impenetrabilità ci spinge a situarci, fuori di noi, nel luogo scomodo della relazione.

In questo modo, ogni relazione, ogni relazione di cura, può diventare un varco che permette di accedere ad una dimensione di vita nuovamente abitata dalla speranza, anzi, potremmo dire, che solamente una relazione che sappia farsi abitare dalla cura può offrire tale opportunità.

La cura, infatti, non sempre è in grado di guarire o di riparare ciò che la malattia ci ha lasciato in dote ma può, a partire da quella ferita, che soprattutto nelle malattie croniche, tatua il corpo, provare a restituire dignità e valore ad un'esperienza.

Anche la cura può in questo modo lasciare un segno indelebile di sé, del suo passaggio, una parola scritta che rimane, sia nel curante che nel curato.

La cura non è un qualcosa di volatile ma ha il valore e il peso di un'incisione, di una scrittura e, come questa, richiede un tempo di attesa, di maturazione, per essere realizzata, talvolta necessita di revisione, di rivisitazione ma ciò che è scritto, nel bene o nel male rimane.

Per questo, chi si prende cura, deve avere consapevolezza della responsabilità che tale atto comporta non solo in relazione alla malattia ma anche e soprattutto a chi la patisce.

Qualsiasi azione, qualsiasi applicazione di una tecnica in ambito sanitario non può essere disgiunta dalla relazione in cui è inserita.

Attraverso i modi della relazione, infatti, vengono veicolati messaggi simbolici che hanno non poca rilevanza nel percorso di cura; anzi, a volte, questi modi, quando il nostro sapere, le nostre tecniche non servono più, rimangono gli ultimi baluardi di senso a sostegno di relazioni esposte continuamente al rischio del non senso.

Queste riflessioni non hanno valore solo in ambito sanitario ma anche e soprattutto nelle relazioni che instauriamo quotidianamente, nelle quali siamo sollecitati dall'altro a una responsabilità che ci chiama a un atto di verità affinché non sia reciso il sottile filo della speranza che solo l'incontro dell'uomo con l'uomo può sostenere.

La sofferenza di per sé è insensata.

Per tentare di trovare un senso alle esperienze del dolore e della malattia è necessario che queste siano integrate in una *storia* e ciò non è possibile se non in una relazione, quale luogo di parola.

La convocazione della parola ha, pertanto, un'importanza radicale perché permette di trovare un posto nel simbolico all'irriducibilità di una perdita, alla mancanza.

La notte oscura, il deserto, non sono solo metafore ma luoghi reali per chi attraversa la sofferenza nella sua apparente incomprensibilità e insensatezza.

Ci siamo affidati, in questo percorso, al linguaggio della mistica e della poesia per cercare di restituire parola a ciò che altrimenti resterebbe muto: san Giovanni della Croce ci ha accompagnato ad uscire nella notte che attraversa l'esperienza di malattia, schiacciati alla dimensione della sopravvivenza, o meglio della *sottovivenza*, a ciò che sta sotto ogni umana esistenza, a quel biologico che ci costituisce senza il quale non c'è vita.

In questo itinerario il nostro desiderio è stato sfrondato della sua brama del superfluo divenendo scarno, nudo, essenziale.

Ma è proprio a questa notte, quale incapacità di trovare un senso, che occorre affidarsi, lasciandoci spogliare dalla nostra immagine, dal nostro potere, volere, sapere, perché i nostri occhi si possano aprire per scoprire che ciò che sembrava buio è in realtà nuova luce.

E rimaniamo con una domanda, cosa resta di noi, cosa resta dell'uomo, del suo desiderio vitale, dopo che è stato spogliato delle sue certezze?

La cura, forse, non è altro che saper rimanere accanto all'altro con questa domanda, saper stare con la sofferenza, con ciò che ci mette in comunicazione con il nostro destino di finitezza, perché c'è qualcosa di più terribile della morte, per chi la patisce, ed è l'esperienza dell'uomo che uccide l'uomo, dell'indifferenza.

In questo *rimanere*, anche se impotenti, la sofferenza può uscire dal buio e intravedere la sua luce, ritrovando quel filo di umanità che ci accomuna e può così riaffiorare la speranza, quella da cui siamo partiti e che ci attende anche al termine di questo percorso.

Nel tempo apparentemente insensato della malattia, riusciremo a trovare, insieme con Aristotele di Maria Zambrano, i numeri della nostra anima?

Con la consapevolezza, adesso, che, se accadrà, non in noi li sentiremo risuonare ma nell'altro.

Nota finale

È a questi *altri* che hanno accompagnato la nascita e la crescita di questo libro che vorrei esprimere, a conclusione del lavoro, la mia gratitudine. In particolare a mio figlio Nicola D'Anza, quale custode dell'anima di questo testo, a Vito D'Anza e a mia sorella Roberta Bonetti per il loro stimolo al rigore. Vorrei ringraziare inoltre don Luca Bassetti, Renzo Francabandera, Francesco Stoppa, Gennaro Passaro, Marcello Lippi, Sergio Tappa, don Guidalberto Bormolini e Alessandro Russova per l'attenta lettura e i loro preziosi consigli, Lucia Polpatelli dell'Ospedale Sant'Orsola di Bologna, Enrica Sangiovanni e Gianluca Guidotti di Archivio Zeta, tutte le meravigliose compagne del laboratorio di teatro dell'Ospedale Sant'Orsola di Bologna che, con la loro presenza, mi hanno accompagnato nel difficile viaggio della malattia. Un sentito ringraziamento va agli operatori e ai pazienti del Servizio di Riabilitazione di Lucca. Non per ultimi vorrei ringraziare i tanti operatori sanitari che si sono presi cura di me, in particolare la professoressa Manuela Roncella responsabile del Centro senologico dell'Azienda Ospedaliera Universitaria di Pisa. Infine un ringraziamento particolare va a Sergio Ardis senza il quale questo lavoro non sarebbe stato pubblicato.

BIBLIOGRAFIA

ANGELINI C., traduzione, Cantico dei Cantici, Einaudi Ed. Milano, 1973.

AUSTIN G., BASTIANINI C., Posidippi Pellaei quae supersunt omnia, LED Ed. Universitarie, Milano, 2002.

BENVENUTO S., L'altro non ti parla, "Il Cannocchiale. Rivista di studi filosofici", 3/2003, 71-100.

BONETTI D., Quando il corpo non è riparabile, Libreria al Segno Editrice, Pordenone, 2009.

BORGNA E., Malinconia, Feltrinelli, Milano, 1992.

BORGNA E., Le figure dell'ansia, Feltrinelli, Milano, 1998.

BORGNA E., Le intermittenze del cuore, Feltrinelli, Milano, 2003.

BORGNA E., Il tempo e la vita, Feltrinelli, Milano, 2015.

BUTTARELLI A., Una filosofa innamorata, Mondadori, Milano, 2004.

CAMPO C., Gli imperdonabili, Adelphi, Milano, 1987.

CHEMAMA R., VANDERMERSCH B., Dizionario di Psicoanalisi, Gremese Editore, Roma, 2004.

CHENG F., L'Anima, Boringhieri, Torino, 2019.

DE UNAMUNO M., Del sentimento tragico della vita, SE Ed. Milano, 2003.

DELLA CROCE G., Opere, Carmelitani Scalzi, Roma, 1991.

DICKINSON E., Tutte le poesie, a cura di Marisa Bulgheroni, Mondadori, Milano, 1998.

FREUD S., Il perturbante, in Freud. Opere complete, VIII, Bollati Boringhieri, Torino 1978.

FREUD S., Lutto e melanconia, in Freud Opere, Vol. VIII, Boringhieri, Torino, 1978.

FREUD S., Prefazione a "Gioventù traviata", in Freud S., Opere complete, X, Bollati Boringhieri, Torino, 1978.

GALIMBERTI U., Psichiatria e fenomenologia, Feltrinelli, Milano, 1987.

GOFFREDO G., Soli con il mondo, Poiesis, Bari, 2020.

HILLESUM E., Diario, Adelphi, Milano, 2012.

HOFMANNSTHAL H., Le parole non sono di questo mondo, a cura di Rispoli M., Quodlibet, Macerata, 2008.

IACONO A. M., Autonomia, potere, minorità, Feltrinelli, Milano, 2000.

JANKELEVITCH V., Pensare la morte?, Cortina, Milano, 1995.

JANKELEVITCH V., Il non-so-che e il quasi niente, Einaudi, Torino, 2011.

JUNG C., Il libro Rosso, Bollati Boringhieri, Torino, 2010.

LACAN J., Il Seminario, libro XI, I quattro concetti fondamentali della psicoanalisi, Einaudi, Torino, 1979.

LAWRENCE T. E., I sette pilastri della saggezza, Bompiani, Milano, 2000.

LISCIANI - PETRINI E., Introduzione, in V. Jankelevitch, Pensare la morte?, Cortina, Milano, 1995.

MORIN E., Le vie della complessità, in Bocchi G. - Ceruti M. (a cura di), La Sfida della complessità, Feltrinelli, Milano, 1995.

POZZI G., Tacet, Adelphi, Milano, 2013.

RECALCATI M., Introduzione alla psicoanalisi contemporanea, Bruno Mondadori Editore, Milano, 1996.

RILKE R. M., Elegie Duinesi, BUR, Milano, 2004.

ROVELLI C., L'ordine del tempo, Adelphi, Milano, 2017.

SPRAWSON C., L'ombra del massaggiatore nero, Adelphi, Milano, 1995.

STOPPA F., L'offerta al Dio oscuro, Franco Angeli, Milano, 2002.

STOPPA F., Legame sociale, Istituzione, comunità, in Fogli di informazione, 198, 2003.

STOPPA F., La prima curva dopo il Paradiso, Borla, Roma, 2006.

STOPPA F., La lezione del trauma, in Così vicini Così lontani a cura di Di Terlizzi P., Libreria Al Segno Editrice, Pordenone, 2021.

STOPPA F., Istituire la vita, Vita e Pensiero, Milano, 2014.

STOPPA F., La costola perduta, Vita e Pensiero, Milano, 2017.

ZAMBRANO M., Las catacumbas, in Rev. de La Habana, 6/1943.

ZAMBRANO M., Verso un sapere dell'anima, Cortina Ed., Milano, 1996.

ZAMBRANO M., Filosofia e Poesia, Pendragon, Bologna, 1998.

ZAMBRANO M., La confessione come genere letterario, Mondadori, Milano, 1997.

ZAMBRANO M., Delirio e Destino, Cortina Ed., Milano, (2000a).

ZAMBRANO M., Dell'Aurora, Marietti, Genova, (2000b).

ZAMBRANO M., L'uomo e il divino, Ed. lavoro, Roma, 2001.

ZAMBRANO M., I Beati, Se Ed. Milano, 2010.

WEIL S., Quaderni, III, Adelphi, Milano, 1988.

WEIL S., Attesa di Dio, Adelphi, Milano, 2005.

Nota di Renzo Francabandera

Per avere qualche speranza di essere noi stessi, dobbiamo avere molti luoghi dentro di noi.

Questo pensiero di Jean Bertrand Pontalis riportato da Vittorio Lingiardi nel suo bel saggio *Mindscapes - Psiche nel paesaggio*, insegna in primis che la nostra storia e la nostra psiche sono anche una geografia: siamo inseparabili dai nostri luoghi, per amore o per rancore. In seconda istanza suggerisce che il nostro luogo non è mai uno solo.

Ci vogliono, appunto, molti luoghi, e diversi fra questi vengono spesso scoperti nei percorsi di attraversamento della malattia.

Il progetto di illustrazioni di Renzo Francabandera per questo libro nasce da un'indagine sulla memoria che ci attraversa, fra simboli e luoghi che sono al confine fra il ricordo e l'immaginazione, legati all'esperienza interiore, al tema del corpo come oggetto di meditazione e ricerca quasi chirurgica del sé, del senso di essere.

Dentro tutte queste tracce grafiche, ideate e realizzate per il volume di Doris Bonetti, infatti, si nascondono radiografie, in molti casi non umane, elementi del viaggio nel vitale, nell'esperienza della malattia e della cura, che l'intervento artistico ha trasformato in nuovi panorami, in paesaggi immaginati ma collegati all'istintiva presenza di segni ancestrali, a volte indecifrabili, arrivati dopo un profondo ascolto di sé.

Le gestualità cromatiche ispirate e sovrapposte alle radiografie definiscono quindi un orizzonte, uno spazio mentale, un territorio emotivo a cui si aggrappano vicende personali di cui restano talvolta tracce poco più che leggibili, che la memoria cancella, o di cui ci si deve disfare per far spazio al nuovo.

Stare al mondo, riconoscere l'altrui esistenza significa riconoscerne in primo luogo il paesaggio interiore, pur nella naturale abrasione che il ciclo finito dell'esistenza porta con sé.

Ed è questo ciò che ha indirizzato la ricerca e i segni di Francabandera per questo ciclo di immagini.

Nato a Bari nel 1973, Renzo Francabandera vive e lavora a Bologna.

Dopo le collaborazioni con i settimanali satirici *Cuore* e *Boxer-Il manifesto* all'inizio degli anni Novanta, ha maturato il percorso artistico con una spiccata vocazione per la creazione d'immagine, raffinando l'esperienza pittorica con classi di perfezionamento fra cui quelle a Milano con il prof. Italo Chiodi, cattedra di disegno dell'Accademia di Brera e sviluppando un originale percorso fra *live performance* e riutilizzo di materiali che impasta in un continuo collage della sua pratica artistica.

Realizza illustrazioni e copertine per l'editoria, e ha realizzato progetti di formazione per università e scuole.

Scrive per numerose testate giornalistiche come critico di teatro, tra le quali il trimestrale *Hystrio* e il quotidiano di informazione teatrale paneacquaculture.net, che dirige.

I suoi disegni sono pubblicati da diverse riviste e case editrici.

Ha esposto in Italia e all'estero, e sue *live performances*, *labs* e mostre personali sono state ospitate al Maschio Angioino e al PAN (Napoli 2010) e alla Biennale Teatro (Venezia 2011), Milano (Officine Creative Ansaldo 2013, Piccolo Teatro 2014), Genova (Palazzo Fieschi, Sestri 2013), Verona (Teatro Scientifico, 2017-18), Milano (Zona K 2016/17/18, Teatro Franco Parenti, Teatro MTM).

Ha insegnato Arti performative ed Estetica del movimento presso l'Università di Torino dal 2016 al 2022 e dal 2022 insegna Teoria e didattica dell'immagine presso l'Università di Modena e Reggio Emilia.

Tiene in tutta Italia corsi e progetti di *audience development*, arte accessibile e *social art* performativa e digitale.

11. *Trent'anni di Carta di Ottawa, Vol II*, a cura di S. Ardis e C. Bicchi

12. *Rigenerare per la promozione della Salute*, a cura di S. Ardis, G. Guidi, M. Pacitti, P. Scattola

13. *Potenza delle reti nella promozione della salute*, a cura di F. Lo Sasso e A. Smaldone

14. *La resilienza nella promozione della salute*, a cura di G. Guidi, S. Caponetto e S. Ardis

15. *La comunicazione in ambulatorio*, di S. Ardis

16. *Infermieristica e infezione da SARS-CoV-2*, a cura di S. Ardis, G. Guidi, M. Maielli

17. *Covid punto accapo. Volume I*, a cura di S. Ardis e G. Gemignani

18. *Televisita. Manuale di comunicazione e linee guida nazionali di telemedicina*, a cura di S. Ardis e C. Mazzatenta

19. *Covid punto accapo. Volume II*, a cura di S Ardis e G. Gemignani

20. *Arte e medicina. Il medico, il paziente e la malattia nei secoli*, di R. Domenici

21. *La medicina narrativa nella ricerca e nella pratica clinica*, a cura di S. Polvani

22. *Quando la malattia cura*, di D. Bonetti

www.ingramcontent.com/pod-product-compliance
Lightning Source LLC
Chambersburg PA
CBHW032021170526
45157CB00002B/804